浙江省医疗机构管理与诊疗技术规范丛书
编委会

2014

□浙江省医疗机构管理与诊疗技术规范丛书

临床麻醉管理与技术规范（第二版）

Clinical Anesthesia Management and Technical Regulations

主　　编◎严　敏

副 主 编◎陈庆廉　柳子明

ZHEJIANG UNIVERSITY PRESS
浙江大学出版社

第二版编写人员

主　编　严　敏
副主编　（以姓氏笔画为序）
　　　　　陈庆廉　　柳子明
编　委　（以姓名笔画为序）
　　　　　卫木根　　方　军　　方　芬　　杜光生　　连庆泉
　　　　　邹建玲　　陈天葆　　陈庆廉　　陈骏萍　　陈淑萍
　　　　　郑汉光　　郑周鹏　　胡双飞　　胡智勇　　柳子明
　　　　　钟泰迪　　祝胜美　　夏燕飞　　徐培华　　蒋志兰
　　　　　鲁惠顺　　楼静芝　　潘学文

第一版编写人员

主　编　张苏展　柳子明

副主编　（以姓氏笔画为序）

　　　　　陈庆廉　周海燕　徐培华　虞泉兰

编　委　（以姓名笔画为序）

　　　　　卫木根　刘淑敏　江蓉轩　杨功群

　　　　　杨志平　陈天葆　陈庆廉　周大春

　　　　　周海燕　郑汉光　胡智勇　柳子明

　　　　　俞志明　徐金龙　徐培华　蒋志兰

　　　　　虞泉兰

第二版序言

为进一步规范医疗服务行为,原浙江省卫生厅于2003年编辑出版了《浙江省医疗机构管理与诊疗技术规范丛书》。该丛书出版以来,作为我省各级医疗机构和医务人员日常管理和技术规范化的工具书,起到了重要作用。

随着科学技术的进步和社会经济的发展,作为全省医务人员和医疗行政机构管理和技术规范化的工具书,本丛书需要不断地完善。为此,本丛书编委会组织了我省各相关学科的诸多资深专家,本着以实践应用为主,兼备各种理论和基础阐释,理论联系实践,经验和科学发展并存的指导思想,开展了第二版的编写工作。新一版丛书在保留上一版中经实践证明有效的经验的同时,也根据我省的医院管理与临床实践的发展加入了许多新的内容,完善了新的制度以及各种技术规范。在第二版的编写中,病历、护理、药事、麻醉、病理、检验、肿瘤等各质控中心发挥了重要的组织协调作用,在此,我谨向参与第二版丛书编写工作的各地卫生行政部门、各有关医疗机构、质控中心和医学院校及全体编审人员表示衷心的感谢。

随着医疗事业的发展,管理规范也必须与时俱进,我诚恳地希望读者不吝赐教并批评指正,以便再版时修订。

浙江省卫生和计划生育委员会主任

杨敬

2014 年 1 月

第一版序言

为进一步规范医疗服务行为,使医务工作者和管理人员在医疗实践活动中做到有章可循、规范执业,不断提高医疗服务质量,我们根据国家最新颁布的法律法规和经国家医学权威机构认可的医疗专业技术标准,在对我省原有的医疗管理和技术操作规章进行整理修订的基础上,编辑出版了这套《浙江省医疗机构管理与诊疗技术规范丛书》。

该丛书集医疗行政管理、医疗规章制度及技术操作规范于一体,主要用于医疗机构的日常管理,是医务人员在医疗服务过程中必须严格遵循的行为准则和操作规范,也是各级卫生行政部门对医疗机构进行监督管理、质量控制和开展等级评审的重要依据。

此次修订编写工作历时两年,省内各医疗机构的 200 多名专家和卫生行政管理人员参与了讨论、编写和审订工作。丛书基本按医疗、病历、护理、麻醉、病理、检验、肿瘤等内容由各质控中心会同有关专业组进行修订和编写,再集中大组进行反复研究讨论。为慎重起见,先后两次在全省范围内广泛征求意见。修订后的版本既更新了原有医疗规范中一些不适应现阶段实际的内容,引进了新的管理模式和现代医学技术,尽可能地保留了经多年实践证明行之有效的经验,使丛书内容更具科学性、先进性和可行性。在此,我谨向参与这项工作的各地卫生行政部门、各有关医院、质控中心和医学院校及全体编审人员表示衷心的感谢。

随着科学技术的进步和社会经济的发展,医疗机构管理与诊疗技术也必将遵循科学发展的规律与时俱进,不断创新。丛书作为全省医务人员和医疗行政机构管理和技术规范化的工具书,必然需要不断地完善。为此,我希望广大读者对书中的不足之处予以指正,以便在下次修订时参考采纳。

浙江省 卫生厅
厅　长　李兰娟

2003 年 3 月

第二版前言

　　《临床麻醉管理与技术规范》自 2003 年 4 月作为《浙江省医疗机构管理与诊疗技术规范丛书》之分册出版以来，成为全省医务人员在医疗服务过程中必须严格遵循的行为准则和操作规范，在麻醉科的规范化管理和医疗质量控制方面起到了重要的作用，也是各级卫生行政部门对医疗机构进行监督管理、质量控制和开展等级评审的重要依据。

　　近十年来，麻醉学科的发展日新月异，麻醉质量管理与诊疗技术规范也必将遵循科学发展的规律与时俱进，不断完善，因此决定修订再版，以适应当前学科发展的需要。

　　本次再版，仍坚持简明实用、理论联系实际的原则，在保留了原有基本内容的基础上，结合国内外麻醉学发展的最新成果作了修改和补充。工作制度方面增加了不良事件和安全隐患无责上报制度、持续质量改进管理制度、手术室外麻醉管理制度、消毒隔离管理制度等内容；操作规范方面对各种麻醉病历的书写要求进行统一，增加了器官移植术的麻醉管理、困难气道管理、围术期血液保护、突发事件应急预案、超声引导技术、慢性疼痛、癌性疼痛治疗指南等新的技术规范。同时，根据麻醉药物、麻醉技术的新进展、新理念，对大部分章节作了修订和改写，去除了部分已极少使用的药物和技术内容。

　　由于我们的知识和实践水平有限，本次再版一定存在不足，缺点和错误仍在所难免，恳请有关领导和同仁批评指正，以便下次修改时更正。

　　最后，感谢本规范编写者和编辑所做的努力，更感谢前辈为我们所开创的事业，再次向他们表示崇高的敬意。

浙江省临床麻醉质量控制中心

2014 年 9 月

第一版前言

《临床麻醉管理与技术规范》是浙江省临床麻醉质控中心在原浙江省卫生厅医政处直接领导下,组织本省麻醉学专家和专业技术人员共同编写的,是在对原《浙江省临床麻醉质控规程》(以下简称《规程》)进行反复讨论、改编、修订、更新后出版的。麻醉专业人员必须遵循本书中的医疗质量控制和技术规范。

应该指出,自原《规程》出台 5 年以来,全省各级麻醉质控中心、各级医院麻醉科和麻醉工作者遵照《规程》,在麻醉科的规范化管理和医疗质量控制方面作了大量卓有成效的工作。随着医疗技术、设备的进步和发展,对麻醉专业人员提出了新的任务和要求。因此,本规范在保留原《规程》基本内容的基础上作了适当修改和补充。

修改和补充的主要内容如下:

(1)将原《规程》中的麻醉科标准增加、拓展成麻醉科准入标准。

(2)对原《规程》中的规章制度在文字组织和内容上作了修改。随着业务的拓展,增加了"麻醉恢复室工作制度"和"疼痛门诊工作制度"。

(3)鉴于麻醉学研究的发展和业务范围的开拓,在操作规程中增加了一些新的内容,如增加了"术后镇痛"、"硬膜外和蛛网膜下腔复合麻醉"、"麻醉病历书写与管理"等内容。

(4)附录中增加了麻醉常用药物现用名和曾用名对照表、麻醉常用医学规范名词和英文缩写。

由于时间和水平等原因,本规范的编写存在不足之处在所难免,诚请有关领导和同仁批评指正。

最后,感谢本规范的编写者和编辑所作出的努力,特别要对原《规程》编写者及前辈麻醉管理工作者所开创的事业,表示崇高的敬意。

浙江省临床麻醉质量控制中心
2002 年 8 月

目 录

第三篇　临床麻醉操作规范

第四篇　麻醉效果评级标准与差错事故、并发症的认定

第 一 篇

临床麻醉的范畴和各级人员职责

第一章

临床麻醉的范畴

确保患者在无痛与安全的条件下顺利地接受手术治疗是临床麻醉的基本任务,但这还只是现代麻醉学科的部分内容。麻醉工作还包括麻醉前后的准备和处理、危重患者的监测与治疗、急救复苏、疼痛治疗等方面的工作。工作范围从手术室扩展到病房、门诊、急诊室等场所,从临床医疗到教学、科学研究等领域,承担起全医院的麻醉与镇痛管理和持续质量改进工作。

第一节　临床麻醉工作

一、麻醉前准备工作

麻醉前准备工作主要是了解患者病情,作出正确评估,结合病情确定麻醉方案,选择最适当的麻醉方法以及术中监测项目。评估麻醉手术过程中可能发生的问题,做好充分的准备工作和预防措施,并对可能发生的问题制订相应的处理方案。认真做好术前谈话和签字工作,让患者及其家属了解病情和围手术麻醉期有关事项,并取得充分的理解与合作,建立良好的医患关系。

二、麻醉期间工作

按麻醉操作规范实施麻醉,以取得最好的麻醉效果,使患者在无痛、安静、无记忆、无不良反应情况下完成手术;同时为手术创造良好的条件,尽量满足某些手术的特殊要求(如肌肉松弛、低温、控制性降压等)。做好手术麻醉过程的监测工作,包括神志、循环、呼吸、体温、水和电解质等连续监测,并做好麻醉记录。根据麻醉过程的变化及时、正确地做出有效的处理,如维持平稳的血压,进行合理的呼吸管理等。防治并发症的发生,提高复杂手术的成功率。

三、麻醉后工作

麻醉后将患者送回麻醉后恢复室或病房,做好交接班。根据不同类型的手术,做好麻醉后的各种处理,包括对患者的连续监测、术后止痛、并发症与意外的防治,以利患者早日康复。做好麻醉后随访记录。对严重并发症或特殊死亡的病例应组织讨论,总结经验教训。

第二节　麻醉后恢复室和重症监测治疗室

随着危重疑难患者施行复杂麻醉和手术的增加,手术的结束并不意味着麻醉作用的消失和主要生理功能的完全复原,再加上手术麻醉期间已发生的循环、呼吸、代谢等功能的紊乱未能彻底纠正,麻醉后仍有发生各种并发症的危险。麻醉手术后患者仍需要由经过专业训练的医护人员精心治疗护理,以促使患者早日康复。对于全身麻醉患者,应使神志完全恢复清醒,各种神经阻滞患者局部感觉运动功能符合恢复室评分标准,患者循环、呼吸、肝、肾等重要生理功能恢复正常并处于稳定状态。对于已发生麻醉并发症的患者应积极进行治疗。因此,麻醉后恢复室和重症监测治疗室在麻醉患者的恢复、危重患者的监护、麻醉并发症的防治等方面日益发挥重要作用,是现代麻醉科室的重要组成部分。它的建立和完善与否,是衡量现代化医院先进性的重要标志之一。

第三节　急救与复苏

麻醉科医护人员应充分利用所掌握的专业知识和技术,包括用生理学、病理生理学和临床药理学的理论知识,开放气道、建立人工通气、维护循环功能、恢复心脏活动的各种措施,以及对心、肺、脑、肝、肾等重要生理功能的监测技术与药物治疗等方面的经验,在急救与复苏中发挥重要的作用。因而,急救与复苏已成为现代麻醉学的重要组成部分,也是麻醉专业的重要任务之一。

第四节　疼痛诊疗

疼痛是极为复杂的生理心理反应,这种伤害性刺激严重损害患者身心健康,麻醉科医师运用麻醉技术及掌握的镇痛药知识,在解除术后急性疼痛和诊治慢性疼痛方面发挥的作用已越来越受到医疗界的重视。医院应设置疼痛诊疗门诊和/或病房,诊治各种原因所致的急慢性疼痛,同时还包括各种神经病理性疼痛和复杂、顽固性的混合性疼痛(详见第二篇第五章、第三篇第二十五、二十六章)。

第五节　手术室外麻醉

随着舒适化医疗的发展,手术室外的各种诊疗技术对麻醉的要求也迅速提高,以镇静、镇痛为目的的麻醉和监护技术目前已深入到各种内镜检查、人流术、介入治疗、体外受精、碎石术、电休克治疗、心复律和小儿的各种诊疗操作、门诊手术等领域(详见第二篇第六章)。

第六节　科研与教学

科研工作是促进学科发展和提高医疗质量的一项重要的工作。麻醉科应进行基础与临床的科学研究,并与实践相结合。在具有一定规模的医院中,应建立实验室。

麻醉科专业人员的培养是麻醉工作及其发展中的一个根本的问题。教学对象包括对医学院校学生进行麻醉学的讲授与实习、住院医生规范化培训和在职人员的继续教育与培训。

第二章

麻醉科各级人员职责

一、科主任职责

在院长领导下,科主任负责全科的医疗、教学、科研、行政管理等工作,副主任协助主任负责相应的工作。主任外出时,副主任对科室工作负责。科主任一般要求由主任或副主任医师担任。

(一)制订本科工作计划,组织实施,督促检查,按期总结汇报。

(二)根据本科情况进行科学分工,确定本科人员轮换、值班、会诊、出诊等事宜,密切配合手术和危重病员抢救工作。

(三)领导本科人员做好日常麻醉临床工作,主持疑难病例术前讨论,对手术麻醉准备和麻醉选择提出意见,必要时亲自参加操作。

(四)组织并担任教学,安排进修、实习人员和本科人员的业务培训和技术考核。对本科人员晋升、奖惩提出具体意见。对进修和实习人员的业务和工作表现作出鉴定。

(五)领导本科人员认真执行各项规章制度和技术操作规范,抓好医疗质量,严防差错事故。认真组织不良事件和安全隐患的上报、总结,定期召开质控管理小组会议进行工作总结。

(六)掌握本专业国内外进展,及时引进先进技术。

(七)组织开展基础和临床科研工作,促进科研和临床实践相结合。

(八)审签本科药品、器材的请领和报销,检查使用与保管情况。

(九)管理科内收费和经济核算,制订科内奖金分配方案。

二、主任、副主任医师职责

在科主任领导下指导麻醉科医疗、教学、科研、技术培训、理论提高工作。

(一)参加和指导急、危、重、疑难病例抢救处理工作。承担特殊病例和疑难病例的会诊工作。

(二)指导本科医师做好麻醉临床工作。组织疑难病例术前讨论,对麻醉前准备和麻醉选择提出意见,必要时亲自参加麻醉操作。具体负责抓好医疗质量。

(三)指导本科人员业务学习和临床操作训练。学习运用国内外医学先进经验,吸取最新科研成果,根据本科情况应用于临床。

(四)担任医学生的教学与实习人员及进修医师的培训工作。

(五)开展临床和基础科学研究。

三、主治医师职责

(一)在科主任领导和主任医师指导下,具体负责指导住院医师和进修、实习人员施行麻醉临床工作。

(二)承担疑难病例的麻醉处理抢救和院内外会诊。

（三）严格执行各项规章制度和操作规范，预防和消除麻醉差错事故与并发症。

（四）承担麻醉教学和研究工作。

（五）在上级医师指导下，具体负责麻醉后恢复室（Postanesthesia Care Unit，PACU）、ICU 和疼痛门诊等工作。

四、总住院医师职责

协助科主任进行科内各项业务和日常医疗行政管理工作。

（一）根据本科情况进行科学分工和日常工作排班等日常行政管理工作，具体安排进修、实习人员的培训工作以及本科人员的轮转、值班、会诊等事项。

（二）组织安排住院医师及进修、实习医师的临床教学及考评工作。

（三）具体负责抓好室内质控和及时准确上报室间质控报表工作。贯彻执行临床麻醉工作流程及各项规章制度。负责不良事件和安全隐患事件的整理汇总，并按时组织分析和总结。

（四）担负住院医师工作任务。

五、住院医师职责

（一）在科主任领导和上级医师指导下，对患者术中进行各种麻醉操作和管理，对 PACU 患者进行监测和管理，参加 ICU 患者的管理，并参与重危患者抢救。

（二）参与麻醉前会诊，参加术前讨论，确定麻醉方法和麻醉前用药，做好麻醉前的药品器材准备，认真填写麻醉前小结，耐心向患者及家属介绍病情和麻醉有关情况，并做好签字工作。

（三）施行麻醉过程中按操作规范认真细致地进行麻醉操作，术中严密进行呼吸和循环监测，掌握输血、输液及用药情况，密切观察病情，及时判断和处理异常情况。如术中出现严重并发症与意外，及时与术者联系，共同研究，积极、妥善处理，并及时报告上级医师。

（四）手术后，对危重和全麻患者亲自护送，并向麻醉后恢复室医师、护士和手术医师、病房护士交代病情及术后注意事项。

（五）在麻醉中及时、准确地写好麻醉记录，手术后按规范要求作出麻醉小结并进行随访和记录。

（六）严格执行各项规章制度和技术操作规范，严防差错事故发生。

（七）在上级医师指导下，积极开展麻醉的临床研究工作和做好进修、实习人员的带教工作。

（八）在上级医师指导下，参加 PACU、ICU 及疼痛治疗等工作，并协助各科抢救危重病员。

（九）参与麻醉基础和临床科学研究。

六、护士职责

（一）从事 PACU、ICU、麻醉科门诊中患者的监测、护理和执行医嘱，并负责登记、统计、资料保管工作。

（二）从事麻醉准备室工作，根据麻醉种类或医嘱进行麻醉前准备。

（三）执行麻醉过程中的医嘱，做好麻醉科医师的助手。

（四）麻醉后物品整理、清洗、消毒。

（五）药品、器材及办公用品的请领、保管。

七、实验室技术员职责

主要负责测试、实验准备和辅助科学研究工作，并从事实验室仪器维修、保养等工作。

八、设备工程师职责

从事麻醉科各种仪器设备的日常维修、保养工作。

第 二 篇

麻醉科准入标准和工作制度

第一章

麻醉科准入标准

第一节　必备条件与设置

麻醉科是医院重要的临床科室之一,在院长领导下工作。麻醉科医师必须具备执业医师(或执业助理医师)资格证书,并按编制配备。麻醉科工作由科主任负责。实施麻醉时,麻醉科医师不得同时兼任其他工作。

一、麻醉科医护人员编制

1.根据手术科室床位数,按25∶1比例配置手术间数,每间手术间配备麻醉科医师2人(教学医院增加10％)。

2.三甲医院每2间手术间配1张PACU床位,其他医院每3间手术间至少配1张PACU床位。三甲医院每2张PACU床位配备护士1.5名,其他医院每2张PACU床位配备护士1名。每一间PACU配备中级以上专业技术职称的麻醉科医师1名。

3.麻醉科门诊、疼痛门诊配备麻醉科医师1～2名或以上,其中1名麻醉科医师必须具备中级以上专业技术职称任职资格。必要时配备护士1名或以上。

4.手术室外麻醉每台配备麻醉科医师2名,其中1名麻醉科医师必须具备中级以上专业技术职称任职资格。必要时配备护士1名或以上。

5.麻醉术前准备室(或称患者接待室)配备护士1名或以上。

6.配备总务护士,从事麻醉器具、材料准备及麻醉药品、文件资料管理工作,二级医院要求1名及以上,三级医院要求2名及以上。

二、麻醉科医师配备

为加强学科建设,提高人员结构与知识层次,从业人员要求本科及以上学历。各级医院麻醉科至少应具备下列职称的麻醉科医师:

二级乙类医院:主治医师1名。

二级甲类医院:副主任医师1名。

三级乙类医院:副主任医师3名。

三级甲类医院:主任医师1名。

三、麻醉科设置

各级医院必须设立麻醉科办公室、麻醉准备室、器械室、值班室,二级甲等及以上医院还需设立科主任办公室。

二、三级医院需建立疼痛门诊和/或病房。

二、三级医院必须建立 PACU。

三级医院应建立麻醉科门诊。

三级医院应有相应条件的实验室。

三级医院应设有两个以上亚专业组,如临床麻醉组、疼痛治疗组等。

三级医院有条件的应设立麻醉科监测中心系统(手术室和 PACU 数据监测中心)。

三级医院有条件的应设立麻醉信息管理系统,采用电子病历记录,处理麻醉中的有关数据与记录。

第二节　技术项目

一、各级医院麻醉技术准入项目

(一)二级乙类医院

1.全身麻醉。

(1)掌握全麻诱导下或清醒条件下的明视插管及静吸复合麻醉方法。

(2)掌握各种静脉麻醉药、吸入麻醉药、肌松药的临床应用。

(3)掌握麻醉机和呼吸器的使用方法、麻醉期间控制呼吸的方法。

(4)掌握新生儿和成人气管插管的抢救方法。

(5)掌握喉罩通气技术。

2.椎管内阻滞。

掌握蛛网膜下腔阻滞和胸中段以下的硬膜外腔阻滞方法。

3.神经阻滞。

掌握臂丛、颈丛阻滞技术。

4.监测项目。

心电监护、呼吸频率、潮气量、通气量、吸入氧浓度、经皮脉搏血氧饱和度(SpO_2)、无创血压、脉搏监测、呼气末二氧化碳监测。

5.麻醉范围。

(1)常见普外科手术麻醉。

(2)颅脑外伤手术麻醉。

(3)老年人麻醉。

(4)小儿麻醉。

(5)产科麻醉。

(6)开展回收式自身输血技术。

(7)开展手术室外麻醉。

(8)心肺脑复苏。

(9)开展急性慢性疼痛诊疗。

6.每年有一篇以上文章在省级学术会议上交流,有一篇以上文章在《麻醉与质控杂志》上发表或投稿。

（二）二级甲类医院

在二级乙类医院基础上增加下列内容：

1.全身麻醉。

要求掌握可视喉镜下气管插管、盲探鼻腔插管和双腔支气管插管。

2.神经阻滞。

要求掌握神经刺激仪引导下神经阻滞技术,开展星状神经节、椎旁神经、坐骨神经、肋间神经等阻滞技术。

3.监测项目。

包括中心静脉压、有创动脉压监测、肌松监测、体温监测、麻醉气体监测、麻醉深度监测。

4.麻醉范围。

（1）控制性降压麻醉。

（2）各类休克患者的麻醉。

（3）胸外科手术麻醉（包括支气管内麻醉）。

（4）颅脑手术麻醉。

（5）开展静脉靶控输注技术。

（6）开展癌性疼痛诊疗。

（7）开展纤维支气管镜下气管插管技术。

5.每年有一篇以上论文在省级杂志发表,或有两篇论文在省级及以上学术会议上交流。投稿《麻醉与质控杂志》两篇以上论文,并发表一篇。

（三）三级乙类医院

在二级甲类医院基础上增加下列内容：

1.监测项目。

手术室内开展动脉血气分析,肺毛细血管楔入压、心排量（有创监测）。

2.麻醉范围。

（1）特殊麻醉技术：控制性降温麻醉、体外循环麻醉和新麻醉技术的开展。

（2）危重急诊患者的麻醉处理。

（3）新生儿、婴幼儿麻醉。

（4）颅内复杂手术麻醉。

（5）心内直视手术麻醉。

（6）疑难重症患者的麻醉。

（7）开展稀释式自身输血技术。

3.科研与学术交流。

能持久开展临床和实验研究工作,有科研计划与具体进行的课题。每年至少有一篇论文在全国一级杂志发表,或有两篇以上在全国二级杂志上发表;有五篇论文在省级及以上学术会议上作大会交流;投稿《麻醉与质控杂志》三篇以上论文,并发表一篇以上。

（四）三级甲类医院

在三级乙类医院基础上增加下列内容：

1.麻醉范围。

（1）多脏器功能损伤的手术麻醉及其功能衰竭的处理。

（2）器官移植麻醉。

（3）急性心力衰竭的诊治。

（4）急性呼吸衰竭的诊治。

（5）三级乙类医院不能处理的疑难重症患者的麻醉与救治。

（6）开展疼痛介入治疗项目。

（7）开展超声引导下神经阻滞技术、血管穿刺技术。建议开展术中食道超声监测技术。

2.有厅、局级以上审批的课题（包括参与）。

二、各级医师麻醉权限

各级麻醉科医师麻醉权限见表2.1.1所示。

表 2.1.1　各级医师麻醉权限

手术类别 科　别 ＼ 职　称	住院医师在上级 医师指导下	主治医师	主治医师在上级 医师指导下	副主任医师 或主任医师
普外科	一类、二类 三类一等、三类二等 三类三等	四类一等	四类二等	疑难患者
神经外科	一类、二类 三类一等、三类二等 三类三等、四类一等	四类二等	特类一等 特类二等	特类三等
心胸外科	一类、二类一等 二类二等、二类三等	三类一等 三类二等 四类一等	四类二等	四类三等
泌尿外科	一类、二类一等 二类二等、二类三等 三类一等	三类二等 三类三等 四类一等	四类二等 特类	疑难患者
骨　科	一类、二类 三类一等、三类二等 三类三等	四类一等 四类二等	疑难患者	疑难患者
整形外科	一类、二类 三类、四类	特类	疑难患者	疑难患者
烧伤科	一类、二类 三类、四类	特类	疑难患者	疑难患者
妇产科	一类、二类 三类 四类一等、四类二等	疑难患者	疑难患者	疑难患者
口腔科	一类 二类一等、二类二等	二类三等 三类一等	三类二等 三类三等 四类一等	四类二等
五官科	一类、二类一等 二类二等、二类三等 三类一等	三类二等 三类三等	四类一等 四类二等	四类三等
眼　科	一类、二类 三类、四类	疑难患者	疑难患者	疑难患者
ASA 分级	Ⅰ－Ⅲ	Ⅲ－Ⅳ	Ⅳ－Ⅵ	Ⅳ－Ⅵ

注:1.实行主治医师负责制。

　　2.遇特殊情况,科主任可作适当调整。

第三节 工作制度与质量控制

一、工作制度

各级医院麻醉科必须建立和执行各项工作制度,工作制度执行情况应按规定记录在册(详见第一篇第二章)。

1.岗位责任制度。

2.术前会诊讨论制度。

3.术后访视制度。

4.交接班制度。

5.疑难危重病例讨论制度。

6.安全防范制度。

7.业务学习制度。

8.药品管理制度。

9.仪器、设备保管制度。

10.麻醉用具保管消毒制度。

11.不良事件和安全隐患无责上报制度。

12.持续质量改进管理制度。

此外,还应建立和执行手术安全核查制度、手术风险评估制度、疼痛门诊管理制度、手术室外麻醉管理制度、麻醉后恢复室管理制度等。

二、人员要求

1.麻醉科医师具备中级及以上专业技术职称任职资格后才能独立实施麻醉,住院、进修、实习医师必须在上级医师指导下工作。

2.1990年以后参加工作的住院医师和2004年以后晋升主治医师的麻醉科医师,必须参加由浙江省卫生厅委托省麻醉专业岗位培训中心和省临床麻醉质控中心承办的麻醉专业岗位理论培训班培训(必须在从事麻醉专业岗位两周年内完成)。

3.各级医院应严格执行住院医师规范化培训计划。

4.科室应建立麻醉科医师执业能力评价制度,每年一次,并有评价记录。

三、室内质控

1.麻醉安全。

(1)麻醉死亡率≤0.05‰。

(2)麻醉严重并发症和意外发生率≤0.5‰。

2.麻醉效果优良率≥98%。

3.记录单书写合格率≥98%。

4.麻醉前会诊及术后随访(住院患者)率达100%。

5.建立麻醉科不良事件和安全隐患无责上报制度,要求无严重差错事故发生。

6.手术安全核查率和手术风险评估率达100%。

7.建立并执行各项工作制度,执行情况按规定记录。

四、麻醉室间质控要求

1. 按时、准确地向当地质控分中心上报《浙江省临床麻醉室间质控季报表》。

2. 发生严重并发症、意外、事故时,应即刻向所在地区卫生行政部门和当地麻醉质控分中心报告,并在一周内书面向省麻醉质控中心报告。

3. 参加室间质控评价活动,并及时进行质量持续改进。

4. 建立麻醉质量管理数据库,并每季度按时向当地质控分中心逐级上报。

第四节　仪器设备

一、临床麻醉的仪器设备

临床麻醉的仪器设备如表 2.1.2 所示。

表 2.1.2　临床麻醉的仪器设备

设备名称	单　位	三级医院	二级医院
以下按每手术间配备			
麻醉机(含有呼吸器、呼吸监测、吸入氧浓度监测、空气装置,下同)	台	1	1
无创血压、脉搏、心电、经皮脉搏血氧饱和度监护仪	台	1	1
麻醉气体监护仪	台	1	0.6
呼气末二氧化碳监测仪	台	1	0.8
有创血流动力学监测仪	台	0.8	0.5
简易呼吸囊	台	1	1
以下为实际配备数			
便携式经皮脉搏血氧饱和度测定仪	台	3	1
心电除颤监护仪	台	2	1
周围神经刺激仪	台	2	1
麻醉深度监测仪	台	2	1(二甲)
肌松监测仪	台	2	1(二甲)
血气、电解质分析仪	台	1	
纤维支气管镜	台	2	1(二甲)
可视喉镜	台	2	1(二甲)
彩色超声波诊断仪	台	1(三甲)	
自体血回收机	台	2	1
电冰箱	台	2	1
保险箱	台	1	1

二、麻醉后恢复室仪器设备

麻醉后恢复室仪器设备如表 2.1.3 所示。

表 2.1.3　麻醉后恢复室仪器配备

设备名称	单位	三级医院	二级医院
以下按"床位数：仪器数"配备			
麻醉机或呼吸机	台	2：1	3：1
无创血压、脉搏、心电、经皮脉搏血氧饱和度监护仪	台	1：1	1：1
简易呼吸囊	台	1：1	1：1
以下为实际配备数			
呼气末二氧化碳监测仪	台	2	1

注：麻醉机必须配备1台。

三、疼痛门诊仪器设备

疼痛门诊仪器设备如表 2.1.4 所示。

表 2.1.4　疼痛门诊仪器设备

设备名称	单位	三级医院	二级医院
麻醉机	台	1	1
无创血压、脉搏、心电、经皮脉搏血氧饱和度监护仪	台	1	1
周围神经刺激仪	台	1	
臭氧治疗仪	台	1	
射频治疗仪	台	1	

第五节　乡镇卫生院开展临床麻醉的必要条件

一、卫生院必备条件

卫生院领导应掌握麻醉专业的性质、任务，有一定的麻醉管理知识，并指定专人分管麻醉工作。

二、麻醉科医师应具备的条件

1.具有临床执业医师或助理执业医师资格证书。

2.麻醉科医师具备中级及以上专业技术职务任职资格后才能独立实施麻醉，住院、进修、实习医师必须在上级医师指导下工作。

3.专职麻醉医师若业务工作量少，可以兼任与麻醉学科相关的学科临床工作，但在施行麻醉时不得同时兼做其他工作。

4.必须参加省麻醉专业岗位培训，并取得麻醉专业岗位培训合格证书。

5.初任麻醉科医师必须在三级综合性医院进修学习，学习期限不得少于1年。年麻醉量在100例以下、插管全麻10例以下者，每3年必须到三级医院麻醉科轮训累计3个月，以强化业务，并由上级医院定期考核并存档。

6.必须掌握气管内插管、心肺复苏急救的理论知识和操作技能。

三、必备的基础设施

1.麻醉机(含有呼吸器、呼吸监测、吸入氧浓度监测、空气装置)1台,简易呼吸囊至少1套。

2.无创血压、脉搏、心电、经皮脉搏血氧饱和度监护仪1台。

3.呼气末二氧化碳监测仪1台。

4.气管内插管设备1套。

5.心电除颤仪1台。

6.急救药品。

四、业务开展范围

根据技术水平和设备条件而定。具有主治医师及以上职称者,可以开展各类麻醉,但每台手术必须有两名麻醉科医师参与。

五、制度保证

必须建立完整的管理制度和操作规范。

六、业务管理

必须挂靠一家二级及二级以上的医院麻醉科,经常进行业务指导。

七、申报程序

条件具备后,按级上报,经当地市(地)临床麻醉质量控制中心验收合格后,申报同级卫生局核准并同时报省临床麻醉质量控制中心备案。

第 二 章

麻醉科工作制度

第一节　岗位责任制

1.麻醉前要详细了解患者病情,进行必要的体检,认真检查麻醉药品、器具准备情况和仪器能否正常运行。

2.实施麻醉前,严格执行手术安全核查制度和手术风险评估制度,认真核对患者姓名、性别、年龄、床号、住院号、术前诊断、手术部位、手术名称、禁食情况等。

3.根据病情与麻醉方法,实施必要的监测,随时注意监测仪是否正常运行。

4.实施麻醉时,严格执行操作规范及无菌操作制度。

5.麻醉期间不得兼顾其他工作,不得擅自离开岗位,必须保持高度警惕,严密观察病情,及时发现病情变化,准确诊断,妥善处理。

6.如病情发生突变,应迅速判断其临床意义,并及时向上级医师报告,同时告知手术医师,共同研究,积极处理。必要时,应与患者家属沟通。

7.及时、准确、规范填写麻醉记录单,不得缺项,不得涂改。若病情不稳定,应反复监测并记录。术中详细记录麻醉期间的用药、输血输液量、体液丢失量、主要手术步骤及有关并发症等。

8.严格掌握患者麻醉恢复标准,不达标准,不离患者。全麻及危重患者,须待病情许可后由麻醉科医师或恢复室护士护送患者回病房或重症监护室,认真做好交接班工作。

9.麻醉中使用过的药品空瓶,均应保留至患者送出手术室为止。

10.术毕应写麻醉后医嘱并按规定写好麻醉分析小结。

第二节　术前会诊、讨论制度

1.麻醉前一天由专人或实施麻醉者到病房访视患者。

2.详细了解病情,进行必要的体检。如发现术前准备不足,应向手术医师建议或补充实验室检查或特殊检查项目,并商讨最佳手术时机。

3.估计患者对手术和麻醉的耐受力,进行 ASA(American Society of Anesthesiologists)评级;选定麻醉方法和麻醉前用药;开具麻醉前医嘱。

4.向患者介绍麻醉方式及围手术期必须注意与配合的事项,解除患者思想顾虑,使之增强信心。

5.向患者或其监护人、被授权人介绍病情和与麻醉有关的情况,填写麻醉知情同意书,并由患者或其监护人、被授权人签署意见并签名,麻醉科医师签名并填写日期。

6.认真填写麻醉前访视单。

7.手术当天早会由访视者向全科报告访视情况,决定麻醉方法,遇有疑难危重患者,应重点进行讨论,制订合适的麻醉实施方案,对麻醉中可能出现的问题提出积极的防范对策。

8.麻醉前讨论应在科主任主持下认真进行,必要时向医教科汇报备案,记入病程录内并通知经管医师。

第三节　术后访视制度

1.一般应在术后 24 小时内对麻醉后患者进行首次访视,特殊患者、特殊情况随时加强访视,以了解麻醉后医嘱执行和有关麻醉并发症等情况。

2.将访视结果详细记录在术后观察记录单上,必要时在病程录上记述。

3.术后镇痛全过程要进行随访,疼痛评估、相应处理等访视结果记录在术后镇痛观察记录单上,认真做好交接班。

4.遇与麻醉有关的并发症,应会同经治医师共同处理或提出处理意见,并随访至情况好转。

5.对出现严重的麻醉并发症,必须在科内进行讨论,分析原因,提出对策,吸取教训,并向医院主管部门、质控中心报告。

6.若发生麻醉意外、事故、差错,应按医疗安全管理规定执行。

第四节　交接班制度

1.值班人员必须遵守"接班不到,当班不走"的原则,特别是危重患者正处于危险中,不应进行交班,应协同处理,直至病情稳定。

2.值班人员必须坚守工作岗位,履行职责,保证各项工作及时准确有序地进行。

3.每班必须按时交接班,接班者提前 10 分钟到科室进行当面交接班;在接班者未明确交班事项前,交班者不得离开岗位。不允许转换交班方式或电话交班。

4.交接事项包括患者情况、麻醉经过、特殊用药、监测数据、输血输液量、抢救气管插管用品和其他麻醉器械的功能、管理药品等内容。

5.接班者如发现患者病情、治疗过程、器械药品交代不清等问题,应立即查问直至明确。接班时发现问题,应由交班者负责。接班后因交接不清发生差错事故或物品遗失,应由接班者负责。

第五节　疑难危重病例讨论制度

1.对疑难危重病例,应由科主任组织全科进行讨论。由负责医师介绍病情提出麻醉方案和并发症或意外的防范措施,经全科讨论加以确定。

2.对讨论情况应作详细记录。

3.麻醉科医师应参加手术科室组织的术前讨论会,从麻醉学科角度提出麻醉意见并做详细记录,同时向麻醉科主任汇报。

4.对危重患者(包括术中病情恶变者),应组织术后讨论,总结经验,吸取教训,提高理论和技术水平。

第六节 安全防范制度

1.经常开展医疗安全教育,不断加强麻醉科专业技术人员的工作责任性和安全意识。

2.严格遵守各项制度和操作规范,麻醉质量与安全工作小组定期(每月2次)检查实施情况,提出持续质量改进措施,并进行奖罚。

3.充分做好麻醉前的准备工作,不论施行何种麻醉都必须做到思想、组织、药品、器械四落实。熟悉急救用品的位置,熟练掌握气管内插管等应急技能和心肺脑复苏技术。

4.凡遇危重疑难患者,上级医师、科主任要亲临第一线,负责医师要密切观察病情并随时记录,发现问题及时处理。

5.严格执行手术安全核查制度和手术风险评估制度,熟悉使用药物的药理作用、配伍禁忌,用药需两人核对药名、浓度、剂量。熟练掌握麻醉机、呼吸机及各种监护设备的使用和具备正确判断伪差及排除故障的能力。

6.使用易燃易爆麻醉药品时,严防起火爆炸。室内各种气体钢瓶要有醒目标记,用后空瓶应移出手术间并挂牌表明。接触患者的电器设备应严防漏电。

7.加强手术室外麻醉、疼痛治疗、术后镇痛管理。要有相应的质量和安全保证制度,不断总结经验,确保患者的安全和治疗效果。

8.凡发生重大麻醉事故,按《医疗事故处理条例》第十四条执行,并在24小时内报告所属市(地)级麻醉质控中心,一周内书面报告省麻醉质控中心。

第七节 业务学习制度

1.平时以自学为主。每月定期进行小范围讲课一次,并做好记录,包括时间、地点、主讲人、参加人员名单和主要内容等,并定期考核。

2.使用新技术、新药品时,应首先通过有关部门认可,并认真组织学习,包括其药理、适应证、使用方法、副作用、并发症与发生意外时的应急措施等,同时要有书面材料。

3.对疑难危重病例和发生麻醉并发症意外的病例,应事后认真组织讨论,提高专业技术水平。

4.订阅国内外麻醉专业杂志,对相关学科杂志也应关注。

5.积极参加学术活动、岗位培训、医学继续教育项目、参观学习、进修等,不断进行知识更新。

6.按不同职称,规定每年撰写论文数量。

第八节 药品管理制度

1.科室人员应该充分意识到药品管理的重要性以及麻醉药品和精神药品的危害性,科室应积极开展药品使用与管理知识相关培训,学习相关法律法规、案例教育,严禁以身试法、以身试毒。科室内部应加强监督,发现异常情况应及时报告科室或医院负责人。

2.建立健全各项规章制度和岗位职责,完善储存、保管、发放、使用、回收、报残损、丢失等各环节的管理,完善被盗案件报告、值班巡查和专项检查等制度,设置专人专岗,明确药品管理过程中各个环节管理人员的职责,并经常进行监督检查。麻醉药品和精神药品的储存保管、调配发放人员应相对稳定,人员调整时应办理严格的交接手续。

3.麻醉药品和精神药品的管理,应按照"专人管理、专用账册、专柜加锁、专用处方、专册登记、专门交班"的规定执行。存放麻醉药品、第一类精神药品场所须有防盗措施,有条件的应配置监控设备;药品存放必须使用专用保险柜,并登记存放地点、备存钥匙数量、使用人员等;实行双人双锁负责制,不得私自配制钥匙。药品领用实行双人验发制度,及时登记签名;药品使用数、处方数、空安瓿数应严格一致;药品管理要做到"日结日清",做到账、物、批号相符。

4.除麻醉药品和精神药品外的其他药品的管理也应实行双人验发制度,及时登记签名;药品领用数、使用数、处方数应数目清晰、严格一致;也应做到"日结日清"。高危药品还需做到专柜存放、标示"高危"标记等。

5.所有药品要定期清查有效期,防止使用超出有效期的药品。

6.药品在使用过程中,应及时在注射器或其他盛具上标明所使用药品的名称、浓度、患者姓名、抽取时间、使用人等内容,防止用药错误。

7.药品在手术间内或其他场所使用时,应有固定的放置地点;当麻醉科人员不在现场时,应将药品加锁保管,防止其他人员盗取。

8.科室药品实行基数管理,具体基数依临床用药情况确定品种和数量,但需做好药品基数登记,注明所备药品名称、规格、数量,由科室负责人及药品管理人员签字,医院管理部门备案。备用药品需定期检查,做好检查记录,发现问题及时解决。基数调整或管理人员变更时,须及时变更签字。

9.对因临床使用需要而出现的麻醉药品注射剂残余量,应在另一个人的监督下销毁,并进行详细登记和双签名,同时要做好空安瓿的回收登记记录。空安瓿需移交医院药事管理部门处理。临床使用过程中,若发生毁损或遗失等事件,需书写情况说明,汇报科室负责人,由经事人、药品管理负责人、科室负责人签字备案。

10.麻醉药品处方管理是药品管理的重要环节,处方书写要规范,内容填写齐全,严格实行双签名,注意核对使用数目和残余量。

11.科室要定期或不定期开展专项检查,增强自管自律的责任意识,及时纠正存在的问题和隐患。要落实责任制和问责制,对疏于管理,造成药品,特别是麻醉药品和精神药品流失的,要追究相关人员的责任。

12.科室药品应严肃管理,一律不得出借。

第九节　仪器、设备保管制度

1.贵重仪器应由专人负责保管,严格按规范操作。操作人员须经专业技术培训和考核合格后方可操作。违章操作如损坏机器,应按医院赔偿规定负责赔偿;对造成患者痛苦或并发症意外者,应按有关规定进行处理。

2.平时要做好仪器设备的保养和维修;发现故障后,应立即报告仪器保管负责人和科主任,并填写维修单,提出维修,以保证正常使用。

3.建立贵重仪器档案,加强管理,登记包括购买时间、价格、验收报告、启用时间、使用说明书、维修记录等内容。

4.定期请设备科维修保养,包括内部清洁除尘,性能检测、仪表数据校准、易损件定期更换、电器安全监测等。

5.计量设备要定期鉴定,并将鉴定结论粘贴在设备的明显位置。

第十节　麻醉用具保管消毒制度

应指定专人负责麻醉用具的请领、保管。

一、麻醉机、回路、抽吸设备等处理

1.每个患者麻醉结束后,所有废弃的物件如吸痰管、气管导管、牙垫、螺纹管等一次性用品,都应按医院感染质控管理要求放在手术室指定的地方统一处理。

2.所有重复使用的金属器具都应进行高压灭菌消毒。

3.咽喉镜片在每次使用后,都须用流动水刷洗干净,遇有传染病者,必须先用专用消毒液浸泡。刷洗干净后进行消毒灭菌处理。日常检查电源及功能,处于备用状态。

4.麻醉结束后,擦净麻醉机、手推车、监护仪等。

二、椎管内及区域神经阻滞麻醉的设施处理

1.使用一次性穿刺包,应在使用前检查有效期、包装完整性及消毒标志,不合格者应更换。

2.一次性穿刺包内的硬膜外导管、连接器、注射器等,使用后应废弃。

三、药物及液体

1.麻醉科使用的药物大多是单剂量,一个患者未用完的药液,原则上应废弃。

2.静脉输液的液体及一次性输液管、针头,输液完毕应废弃。

3.二氧化碳吸收剂,如碱石灰,不再有化学活性时,应废弃。

四、特殊患者及消耗品

需隔离的结核患者、乙肝患者等传染性疾病患者,按医院感染质控的规定作特殊处理,消耗品严格选用一次性用品。

五、其他

物品定期作细菌培养或院感科培养后,应把报告单粘贴在执行记录本内,超标者应分析、寻找原因及时纠正。

具体消毒灭菌方法按医院感染管理相关规定执行。

第十一节　不良事件和安全隐患无责上报制度

1.实行不良事件和安全隐患无责上报制度,应坚持非处罚、主动报告和保密的原则。

2.不良事件是指在临床诊疗活动中以及医院运行过程中,任何可能影响病人的诊疗结果、增加病人的痛苦和负担并可能引发医疗纠纷或医疗事故,以及影响医疗工作的正常运行和医务人员人身安全的因素和事件。由于及时发现错误,而未形成事实的隐患事件也需上报。

3.事件发生后,应由直接责任人在 24 小时内及时填报《不良事件报告表》,上交科室,科室统一归档。严重的不良事件,或可能引发医疗纠纷或医疗事故的事件,应马上进行分析讨论。

4.科室应定期召开安全会议,对报告的不良事件进行分析点评,提出改进方案,并建立数

据库。对事件的分析结果必须及时地通知相关部门和人员,以利于及时改进。特别是某些关于药物、器械的严重不良反应,要及时通报相关部门。

5.各级医院麻醉科应将不良事件汇总后按季逐级上报省中心。重大麻醉事故,应在24小时内报告当地麻醉质控分中心,一周内书面报告省麻醉质控中心。

6.报告内容不作为对报告人或他人违章处罚的依据,也不作为对所涉及人员和部门处罚的依据。但对该报不报、瞒报、谎报或缓报的人员,应予以警告,或其他惩罚措施。

7.报告制度对报告人以及报告中涉及的其他人和部门的信息完全保密。

8.事件信息应在科内、院内通过相关途径公开和公示,分享信息及其分析结果,用于医院和科室的质量持续改进。公开的内容仅限于事例的本身信息,不涉及报告人和被报告人的个人信息。

第十二节　持续质量改进管理制度

1.应建立科主任领导下的科室质量与安全工作小组,开展对科室的全面质量管理工作。

2.科室应有专人负责组织实施持续质量改进项目,经常性对科室管理相关制度、日常工作程序等进行质量管理。改进项目应提交科室质量与安全工作小组讨论、组织、实施、总结、标准化,制定相应的工作制度规范。

3.质量控制是质量管理的基础,其目的是与质控标准相对照,维持某一特定的质量水平。质量改进是注重过程管理、环节质量控制的管理理论,是对某一特定的质量水平进行"突破性"的变革,使其达到一个更高的目标水平。

4.质量改进的基本模式是 PDCA 循环:计划(Plan)、实施(Do)、检查(Check)、处置(Action)等四个阶段。科室管理应遵循 PDCA 的科学程序,搜集大量的数据资料,并综合运用各种管理技术和方法,实施持续质量改进。

5.持续质量改进的基本实施步骤为:①发现问题;②成立改进小组,设定改进目标;③明确现行的流程和规范;④分析问题的根本原因;⑤选择可改进的流程,提出各种方案并确定最佳方案;⑥制定计划、对策;⑦实施对策;⑧效果检查;⑨对有效的措施,要制定成标准作业程序,以便以后的执行和推广;对效果不显著的或者实施过程中出现的问题,进行总结,为开展新一轮的质量改进提供依据。

6.质量管理的常用方法与工具有:标杆分析法、头脑风暴法、鱼骨图、检查表、流程图、甘特图、排列图、散点图、趋势图等。

7.科室每年至少要完成 1 项持续质量改进项目。

8.每次的质量改进管理过程都应记录在案,并整理为《持续质量改进记录表》归档,科室应有专人负责资料的整理收集工作。

附:《持续质量改进记录表》

_____医院持续质量改进记录表

_____年度　_____科室　　　　　　　　　　　_____质量改进措施单　编号:

1.监测项目:		2.预期目标:	
3.监测结果:			
4.问题叙述:			
5.原因分析:			

6.是否展开调查与改进:□展开 PDCA 调查与改进　　□偶发性异常,不需调查

计划(Plan)	实施(Do)
处理(Action)	检查(Check)

P　D

A　C

第 三 章

麻醉科工作制度执行记录规范

为了更好地贯彻执行麻醉科各项工作制度,需对工作制度的执行情况予以详细记录,各记录本记录要求统一规定如下。

一、麻醉药品管理登记本

1. 执行"六专"管理(专人负责、专柜加锁、专用账册、专用处方、专册登记、专门交班)。

2. 领药、用药和还药过程都需进行双签名。管理药品登记内容包括药品名、领药数量、还药数量、处方数量、空安瓿数量、用药剂量、残药剂量以及残药处理记录,并双签名。

3. 交接班记录包括管理药品名、药品数量、空安瓿数量、处方数量,交接班双方需签名。

二、业务学习记录本

1. 业务学习一年不少于 12 次。

2. 业务学习内容包括:麻醉基础知识、知识更新讲座,新技术、新项目开展。

3. 对业务学习的时间、主讲人、参加人、题目、讲课内容要点等作完整记录。

三、疑难、危重病例讨论记录本

1. 须对疑难、危重病例进行讨论,疑难、危重病例讨论一年不少于 12 次(包括麻醉前、麻醉后)。

2. 对参加人、病例报告人、报告要点、讨论要点均作完整记录。

3. 每次讨论内容均需包括:病情特点、麻醉方案、防范措施、经验教训。

四、死亡病例讨论记录本

1. 须对每一例死亡病例进行讨论。

2. 对参加人、病例报告人、报告要点、讨论要点均作完整记录。

3. 讨论主要针对死亡原因的分析、经验教训总结等。

五、消毒隔离制度记录本

1. 应记录各类物品消毒制度、方法以及时间。

2. 院感管理科抽查化验结果报告单应贴在记录本上。如发现阳性化验结果,须查明原因,及时讨论整改措施,并记录在案。

六、差错、事故、重大并发症记录本

1. 记录各类事件、发生时间及当事人。
2. 记录事件发生经过、原因分析、经验教训。
3. 记录患者预后情况以及各类事件处理结果。

七、医疗质量与医疗安全教育记录本

1. 记录科室会议和交班会上指出的不安全因素及医疗质量缺陷等情况。
2. 记录麻醉质量与安全工作小组定期医疗质量检查结果以及相关的持续质量改进措施。
3. 记录有关的麻醉质控信息和相关文件等。

八、交接班记录本

1. 记录急诊手术患者相关信息、危重患者救治情况，物品、药品交接情况。
2. 对一般患者交班内容：患者主要病情、麻醉中的特殊情况、麻醉用药、输血输液情况等。危重病人不交不接，接班者协助工作。

九、贵重仪器保养维修记录本

记录内容应包括仪器名称、购进与使用日期、定期维护、损坏情况与日期、维修情况与日期、相关负责人等。

十、不良事件记录本

1. 科室应将每个不良事件记录在案，并加以分析讨论，持续改进。
2. 记录内容包括：发生时间、患者一般资料及事件经过、不良事件分类、不良事件原因、预防措施、后果、一般资料统计以及分析讨论结果。
3. 不良事件记录保管形式：纸质资料或电脑存档均可。

十一、持续质量改进记录表

记录每次持续质量改进项目管理情况，内容包括时间、监测项目、预期目标、原因分析、计划、实施、检查、处理等。

十二、建立个人技术档案

1. 一般资料
姓名、性别、出生年月、毕业学校日期及专业、工作时间、晋升状况。
2. 培训资料
参加规范化住院医师培训、继教培训、学术会议、外出进修等情况。
3. 科教情况
课题申请、论文发表和教学情况。
4. 嘉奖资料
奖励和处罚。

第 四 章

麻醉后恢复室管理制度

　　PACU 也称为恢复室或复苏室,是对麻醉后患者进行短时间严密观察和监测,直至患者完全清醒,生命体征恢复稳定的场所。它主要接收麻醉后尚未清醒或呼吸道通气功能恢复不全、循环功能不稳定和有其他特殊情况的患者,对保证患者麻醉后安全和提高医疗质量至关重要。一般于白天开放,复杂手术后或病情不稳定者可转 ICU 继续治疗。

　　PACU 的开设,有利于及时判断和处理手术、麻醉并发症,减少医疗纠纷。患者苏醒更彻底,生命体征更稳定,大大提高了患者术后的安全性,并且使患者能平稳、无痛、舒适地度过麻醉恢复期。同时可以缩短接台手术等候时间,增加手术台的周转率,提高工作效率。

第一节　PACU 的组织形式和设备配置

　　1. 二、三级医院都应建立麻醉后恢复室。

　　2. PACU 的设计必须与手术区域紧密相邻。

　　3. 麻醉科主任负责 PACU 的组织领导工作,并安排中级以上职称的麻醉科医师和护师以上的护理人员共同承担 PACU 的日常医疗和管理工作。

　　4. 床位配备。

　　三级甲等医院:手术间数与 PACU 床位数之比应不少于 2∶1。

　　三级乙等及以下医院:手术间数与 PACU 床位数之比应不少于 3∶1。

　　5. 医师配备及职责。

　　必须配备中级以上职称的麻醉科医师 1 名或以上,负责制定患者的监测和治疗计划。

　　6. 护士配备及职责。

　　PACU 应配备专职护士,从事 PACU 患者的监测和护理工作。

　　三级甲等医院:PACU 床位数与护士数之比应不少于 2∶1.5。

　　三级乙等及以下医院:PACU 床位数与护士数之比应不少于 2∶1。

　　至少要有 1 名护师以上职称护理人员,三级医院要求至少有主管护师以上职称护理人员 1 名。

　　PACU 护士必须经过专门培训和考核,要有气道管理、心肺复苏和呼吸机操作等考核合格记录。

　　PACU 护士须常规检查药品、器械用具,要求药品齐全、器械功能完好。

　　7. PACU 必须备有呼吸机或麻醉机,其数量与 PACU 床位数之比应不少于 1∶3,三级医院要求应不少于 1∶2。其中麻醉机必须配备 1 台。

　　8. 每张 PACU 床位都必须配备心电图、血氧饱和度、无创血压监测以及吸引、供氧装置,每张床位的设备带宽度应为 1.2 米以上。

9.PACU 内还需备有呼气末二氧化碳监测、体温监测等,必要时使用。同时,PACU 内要备有抢救药品及设备。

第二节　PACU 转入标准

1.所有接受全身麻醉的患者、硬膜外麻醉平面在 T_5 以上的患者、病情不稳定的患者、麻醉科医师认为有必要的患者,都必须转入恢复室观察。

2.接受局部麻醉的患者,因病情需要,在手术医师或麻醉科医师认为有必要时应转入恢复室观察。

3.门诊手术患者,病情不稳或需短期观察者可转入恢复室观察。

第三节　PACU 工作程序

1.患者由手术室转往恢复室的过程中,麻醉科医师负责维持患者呼吸及循环功能的稳定。

2.患者进入恢复室安置稳定后,应立即建立常规监测及治疗,包括意识、肤色、心电图、血压、脉搏、血氧饱和度、呼吸状况;同时保持呼吸道通畅,进行吸氧、输液或输血;保留气管插管及呼吸功能未恢复者,应辅助或控制呼吸。

3.负责麻醉的麻醉科医师应向 PACU 医师、护士交班,包括如下内容:

(1)患者的一般资料,手术方式、时间及麻醉方法。

(2)现病史和既往史及治疗情况。

(3)麻醉用药。包括术前用药、麻醉诱导及维持用药、麻醉性镇痛药物和肌松药的用量及最后一次用药时间和剂量、拮抗药及其他药物使用情况。

(4)术中失血量、输液输血量、尿量、体温等。

(5)术中异常情况如插管困难、支气管痉挛,ECG 改变或血流动力不稳定、异常出血等,可能导致术后发生相关并发症,建议的防范措施。

(6)目前存在的问题和处理措施。

(7)转出计划:根据患者情况提出出 PACU 的去向。

4.负责麻醉的医师交班后离开 PACU 前,应获取患者的血压、心率、血氧饱和度等数据,确认患者病情稳定方可离开。

5.PACU 医师应全面检查患者并对麻醉后恢复情况作出评价。

6.患者入室应连续监测血压、脉搏、心率、血氧饱和度、呼吸频率及神志恢复情况,每 15 分钟记录 1 次。病情不稳定者随时测量,及时记录,及时处理。

7.检查各种引流管(胃管、导尿管、胸管等)及静脉输注通路的功能状态,监测出入量及引流液颜色并记录。

8.观察患者伤口是否渗血、渗液现象,并注意其颜色及数量。

9.查看患者是否有因手术时体位摆放或电刀等原因导致皮肤损伤。

10.注意患者保暖。

11.防止患者发生坠床等意外。

12.PACU 内工作人员应保持肃静,绝对禁止大声讨论患者病情或谈笑。

13.若有异常或怀疑患者有异常时,应立即通知负责麻醉的医师。

14.患者发生变化或不稳定时,须及时处理并记录。如遇患者病情发生重大变化,在进行初步处理的同时,应立即通知负责麻醉的医师或科主任共同处理。如有其他专科情况,应即请有关科室医师会诊、处理。

15. 所有监测和处理情况都需记录在恢复室记录单上。

16. 当患者达到转出标准后或需要送往 ICU 继续治疗,应详细记录各种检查结果,将患者及所有病历记录送到普通病房或 ICU。

17. 严格掌握患者回病房标准,转出 PACU 的患者,由 PACU 护士或麻醉科医师护送,并与病房或 ICU 交接班。

18. 门诊患者出室时,应告知麻醉后注意事项,患者必须在成年家属的陪同下离院,并不可自行驾驶交通工具。

19. 保证患者在运送途中的安全是护送人员的重要职责,病情稳定患者需带简易呼吸囊和面罩,病情不稳定患者转运中需有氧供和循环监测。

20. 在转运途中发生患者躁动、恶心呕吐、呼吸抑制等,另外有可能出现电梯停电或出现故障等意外情况,护送人员均及时酌情处理。

21. 与病房护士应交接内容:患者诊断、手术名称及麻醉方式;患者在术中及 PACU 的情况;患者的意识状态、生命体征、身上引流管、伤口部位、术中出入量;用血数量及备血余量。

交班后在交接单上签名。

22. 对隔离患者的消毒隔离工作,参照医院感染管理规范相关规定执行。

第四节　PACU 转出标准

1. 中枢神经系统标准。

术前神志正常者意识恢复,神志清楚,能完成指令性动作;定向能力恢复,能辨认时间和地点;肌张力恢复,平卧抬头能持续 10 秒以上。

2. 呼吸系统标准。

自行保持呼吸道通畅,吞咽及咳嗽反射恢复;通气功能正常,呼吸频率为 $12\sim20$ 次/min, $PaCO_2$ 在正常范围或达术前水平,吸入空气条件下 PaO_2 高于 70mmHg,或 SpO_2 高于 95％。

3. 循环系统标准。

心率、血压波动幅度不超过麻醉前水平的 20％并维持稳定 30 分钟以上;心电图表现无明显的心律失常和 ST-T 改变或恢复到术前水平。

4. 椎管内麻醉后,感觉及运动神经阻滞已有恢复,麻醉平面在 T_6 以下,超过最后一次局麻醉加药 1 小时以上,呼吸循环功能稳定,不须用升压药。

5. 术后在恢复室用过镇静、镇痛药的患者,用药后至少观察 30 分钟以上,方可转出恢复室。

6. 无急性麻醉或手术并发症,如气胸、活动性出血等。

在患者出恢复室以前,应由 PACU 医师对患者苏醒程度作一总的评价,按《恢复室评分标准》进行评分,当患者评分≥9 分时,可考虑转出恢复室回病房;若评分<9 分或有其他异常情况,经 PACU 医师评估后,应考虑转入 ICU 继续治疗。对于门诊、日间手术的患者,需按照《成人转出恢复室出院评分标准》进行评分。当患者评分≥9 分时,可在成年家属的陪同下,可以离院。

附1:恢复室评分标准(Aldrete评分)

评估指标	分　值
活动力	
按指令移动四肢	2
按指令移动两个肢体	1
无法按指令移动肢体	0
呼吸	
能深呼吸和随意咳嗽	2
呼吸困难	1
呼吸暂停	0
循环	
全身血压波动幅度不超过麻醉前水平的20%	2
全身血压波动幅度为麻醉前水平的20%～49%	1
全身血压波动幅度超过麻醉前水平的50%	0
意识	
完全清醒	2
可唤醒	1
无反应	0
经皮脉搏血氧饱和度	
呼吸室内空气下氧饱和度＞92%	2
需辅助给氧下维持氧饱和度＞90%	1
即使辅助给氧下氧饱和度仍＜90%	0

注:上述五项总分为10分,当患者评分≥9分时,可考虑转出恢复室回病房。

附2:成人转出恢复室出院评分标准

评估指标	分 值
生命体征	
血压和心率波动幅度在麻醉前水平的20%以内	2
血压和心率波动幅度在麻醉前水平的20%～40%	1
血压和心率波动幅度大于麻醉前水平的40%	0
活动水平	
步态平稳,无头晕或符合麻醉前水平	2
需要搀扶	1
不能行走	0
恶心呕吐	
无或轻度恶心呕吐,经口服药物治疗有效	2
中度恶心呕吐,经肌肉注射治疗有效	1
重度恶心呕吐,需连续反复治疗	0
疼痛	
无痛或轻度疼痛,口服用药能止痛	2
中度疼痛	1
重度疼痛	0
手术出血	
轻度:无需更换敷料	2
中度:需更换2次敷料	1
重度:需更换3次以上敷料	0

注:上述五项总分为10分,当患者评分≥9分时,并在成年家属的陪同下,方可离院。

第五章

麻醉科疼痛门诊管理制度

1. 疼痛诊疗是麻醉科业务范围之一,麻醉科设立疼痛门诊充分反映了临床医学的发展和患者对医疗服务的需求。

2. 疼痛门诊工作必须由具有相关学科临床诊疗知识和技能的高年资麻醉科医师承担,医师相对固定,可定期轮换,以保持疼痛诊疗业务的连续性。必要时可增设护士1人以上。

3. 门诊应有固定的开设时间。

4. 疼痛门诊应分别设置诊察室和符合条件的治疗室,必要时建立观察室或若干观察床。诊疗环境应保持整洁、清静。治疗室应按院感管理规定定期进行灭菌消毒。

5. 疼痛治疗室必须配备专供治疗和急救的药品和设备。

(1)监护仪:心电图、心率、无创血压、脉搏氧饱和度监测。

(2)麻醉机、简易呼吸囊。

(3)吸氧装置。

(4)机械或电动吸引器。

(5)气管插管器具。

(6)急救药品。

6. 树立良好的医德医风,对患者和蔼亲切,认真解答疑问。关注患者心理健康和药物毒副作用等情况。结合诊治情况,及时与患者及家属沟通以调节患者心理状态,配合治疗,有利康复。

7. 病史采集、病历书写、门诊登记等医疗文书,按卫生部《病历书写基本规范》(卫医政发〔2010〕11号)规定遵照执行。

8. 首诊负责制:严格执行首诊负责制及岗位责任制,首诊接诊医生必须认真检查和处理,并在病历中详细记录,诊断明确。由于许多疾病以疼痛为首诊症状,对其他专科疾病的患者,可转他科诊治。诊断有疑问者,可请有关科室会诊,不得借故不给检查或处置。

9. 三级医师查房制度:疼痛病房管理严格按照三级医师查房制度。

10. 治疗过程中应严格执行安全医疗规章制度和操作常规。患者的治疗方案、治疗效果预测、可能发生的副作用和并发症均须向患者及家属交代清楚,征得同意,并在门诊病历中记录。实施神经阻滞、有创和介入治疗时应签署《疼痛治疗知情同意书》。

11. 治疗过程中,要随时观察病情变化和治疗效果,治疗后对患者严密观察15~30min,留观到无全身异常反应和无神经系统障碍时才准许离院。一些特殊的治疗需住院观察。

12. 遇疑难病例或操作意外时,应及时请上级医师或有关科室会诊,研究治疗方案,及时处理。

附:《疼痛治疗知情同意书》

浙江省_____医院
疼痛治疗知情同意书

姓名_____ 性别_____ 年龄_____ 床号_____ 门诊(住院)号_____

临床诊断_____

治疗选择_____ 预计疗程_____

因病情需要,患者需施行疼痛治疗,但由于医学科学的特殊性和患者可能存在的个体差异,虽然按疼痛治疗技术操作规范认真做好治疗及防范措施,但也有可能发生各种难以避免的意外和并发症。现告知如下,**包括但不限于:**

- 患者对药物发生过敏、高敏、中毒等不良反应,导致休克、呼吸抑制、血压下降、心律失常、精神异常等。
- 因治疗加重已有的疾病或诱发隐匿性疾病。
- 椎管内治疗后发生腰痛、头痛、神经损伤、感染、硬膜外血肿、瘫痪、导管折断、全脊麻等。
- 治疗部位发生感染;损伤邻近血管、神经或脏器,致气胸、血胸、血肿形成;误入硬膜外腔;误入蛛网膜下腔;以及由上述情况引起的相关并发症。
- 治疗后局部不适,一过性运动感觉异常。
- 治疗后病情复发,或治疗效果不理想。
- 治疗结束后需征得经治医师同意,方可离开。
- 其他:

医师将以良好的医德医术为患者治疗,力争将风险降到最低限度。如有意外发生,医师有权从病人利益出发进行必要的治疗抢救措施。

上述情况医师已讲明,并对患方提出的问题又作了详细的解答。经慎重考虑,在此,我对可能出现的风险表示充分理解,签字同意施行疼痛治疗并在治疗过程中积极配合医师。

患者签字:_____ 联系电话_____

医师签名:_____

20____年____月____日____时____分

第 六 章

手术室外麻醉管理制度

随着社会经济的发展,人民群众生活水平的提高,医疗服务需求日趋增长,现代麻醉的工作范围已从手术室内拓展至手术室外。随着门诊各种诊断性检查和有创性治疗的种类和复杂程度的不断增加,特别在内镜检查、介入治疗、门诊手术领域,实行无痛诊疗的要求日益提高,但由于手术室外麻醉的特殊性,随之而来的相关麻醉并发症和严重意外也日益增多。

一、麻醉科人员配置

手术室外的麻醉必须在麻醉科主任统一领导下,实行主治医师负责制,每台配备麻醉科医师 2 名,其中 1 名必须为中级以上专业技术职称任职资格的麻醉科医师。必要时配备护士 1 名以上。有条件的医院可建立手术室外麻醉中心组合系统模式,实施科学、系统的管理。

二、场地配置

手术室外麻醉的场所必须分别设置诊疗室和恢复室,床位根据各单位开展情况而定。成立中心组合系统的单位,应设立麻醉办公室、麻醉准备室等。

三、仪器设备配置

供氧源、加压吸氧装置和麻醉机等设备,监护仪(具有 BP、SpO_2、HR、R、$P_{ET}CO_2$ 和 ECG 等基本监测项目)、麻醉咽喉镜、气管导管、口(鼻)咽通气道、喉罩和吸引装置、除颤仪等抢救设备。

四、必备药品

急救药品:肾上腺素、异丙肾上腺素、阿托品、麻黄碱、硝酸甘油、地塞米松、甲强龙和利多卡因等。

特殊药品:纳洛酮、佳苏仑、止吐药、肌松药、氟马西尼、胺碘酮等。

五、术前谈话签字制度

建立手术室外麻醉前谈话制度,并签署《手术室外麻醉知情同意书》。麻醉科医师必须详细了解患者病史,评估麻醉风险,掌握适应证范围,并向患者及家属详细介绍有关麻醉的实施目的、过程、麻醉前后注意事项以及可能发生的并发症、意外等不良反应,达到医患沟通,体现人性化服务理念。患者及家属自愿选择并同意麻醉,由患者本人或被授权人在《手术室外麻醉知情同意书》上签字后,方可实施麻醉。患者如果委托其家属代为签字,需由患者本人填写书面委托书,方为有效。

六、适应证

1. 胃肠等消化道内镜检查和治疗。

2. 人工流产术。

3. 介入治疗。

4. 门诊手术。

5. 电复律。

6. 需麻醉支持的其他检查和治疗等。

七、禁忌证

下列情况者应列为手术室外麻醉的禁忌证或相对禁忌证:

1. 对麻醉药物有过敏史。

2. 呼吸道感染、慢性阻塞性肺部疾患、哮喘急性发作等肺部疾病。

3. 严重鼾症及过度肥胖、阻塞性睡眠呼吸暂停综合征、颈部活动受限、颏退缩、舌体大、颈粗短、Mallampati 气道评级 Ⅲ 级以上等提示有气道处理困难的体征。

4. 严重心脑血管疾病。

5. 休克、心脑肝肾衰竭、恶液质患者。

6. 急腹症、急性上消化道大出血、胃肠道梗阻。

7. ASA 评级 Ⅲ～Ⅴ 级。

8. 年龄≥80 岁。

9. 妊娠期和哺乳期妇女。

10. 麻醉前未禁食禁饮者。

八、麻醉前准备

1. 了解手术麻醉史、过敏史、用药史,进行气道和心肺功能评估。

2. 针对性的体格检查和实验室检查,常规检查血常规,必要时检查血生化、凝血酶原时间、心电图等。

3. 禁食 8 小时、禁饮 4 小时、禁水 2 小时。

九、麻醉处理

1. 操作前必须常规检查急救药品、麻醉机及监护仪、插管设备、氧气和吸引设备,确保功能正常。

2. 药物选择:要求起效快、苏醒快、苏醒质量高、麻醉期间对呼吸循环影响较小的静脉麻醉药,包括丙泊酚、芬太尼、舒芬太尼、瑞芬太尼、依托咪酯和咪达唑仑等。根据患者年龄、体重、全身情况和诊疗要求合理选择麻醉药物。

3. 麻醉方法参照第三篇第十三章 静脉麻醉。

十、术后管理

患者送至恢复室复苏。加强恢复期管理,保持气道通畅,需有监护仪监测 BP,SpO_2,HR,

R，ECG 等生命体征，恢复室应有专人管理并有供氧和吸引装置。

十一、离院标准

患者麻醉恢复评分满分，意识完全清醒，生命体征稳定，四肢活动自如，起床后无明显不适感，能独立行走，步态正常，方可在成人陪同下离院。

十二、注意事项

嘱咐患者在 24 小时内不得饮酒，不得驾驶各类机动车和非机动车，不得操纵复杂、危险的机器或仪器（如车床）及从事其他高危作业（如电工、高空作业等）。

根据诊疗要求，患者清醒后自主状态下可适量喝清饮料（如清水、茶、咖啡、果汁等，奶制品不得饮用），以不出现胃肠道不适为原则。如果饮用后无恶心、呕吐现象，可从少量清淡流质开始逐渐增量，以不出现腹胀、恶心、呕吐为原则。合并消化系统疾病者请遵守消化内科医生指导。

向患者提供联系电话。应保证联系电话畅通，嘱患者离院后如有不良反应，及时拨打联系电话与麻醉科医师联系。

十三、资料统计

手术室外麻醉登记本常规要求记录患者的姓名、性别、年龄、ASA 评级、诊断或治疗方法。

在《手术室外麻醉小结单》上详细记录监测项目、麻醉用药名称和剂量、麻醉效果、不良反应和处理措施、清醒时间和离院时间，并请患者或家属签字。

《手术室外麻醉知情同意书》和《手术室外麻醉小结单》由医院保管。

第七章

麻醉科消毒隔离管理制度

第一节　麻醉用具的存放

1.无菌物品应分类放置,标签醒目贴上标签,必须严格定位放置,按有效日期先后存放。

2.无菌物品有效期一般高压灭菌消毒为7天,霉季5天;低温等离子灭菌双层无纺布包装的无菌物品有效期为3个月;环氧乙烷灭菌消毒为6个月。定期检查有效期。外包装破损、潮湿或怀疑污染时应不再使用。

3.严格执行无菌操作规范,任何无菌物品以无菌操作打开后使用。若不是一次性用完,应重新消毒灭菌后再次使用。

4.无菌包包布大小适宜、整洁无破损,包外的标签应注明名称、灭菌日期、有效期并签全名。灭菌包中间安放灭菌指示卡,使用时应鉴定灭菌效果。

第二节　麻醉用具的消毒处置

1.椎管内麻醉和神经阻滞用具、气管导管、牙垫、通气道、人工鼻、吸痰管、面罩、喉罩、一次性咽喉镜片、螺纹管等应采用一次性用品。使用后的一次性用品应按医院规定包装妥当,由定点单位回收或焚烧处理。

2.咽喉镜片在每次使用后,都须用流动水刷洗干净,遇有传染病者,必须先用含氯消毒液浸泡30分钟。刷洗干净后进行消毒灭菌处理。

3.纤维支气管镜和可视喉镜。

(1)纤维支气管镜和可视喉镜使用前需用2％戊二醛浸泡消毒20分钟,或其他消毒液按规定消毒后,灭菌注射用水冲净,套上灭菌无纺布袋备用。

(2)使用时应登记:使用时间、患者姓名、操作者和手术房间。

(3)使用后要彻底刷洗、高压水枪冲净,高压气枪吹干,晾干后以2％戊二醛浸泡消毒(一般患者浸泡不少于20分钟,乙肝阳性等传染病患者使用后用2％戊二醛浸泡45分钟),或其他消毒液按规定消毒后,管道内注入75％酒精晾干防霉。

(4)消毒后套上灭菌无纺布袋备用。

4.呼吸皮囊、血压计袖带、听诊器、手电筒、喉镜柄、氧气湿化瓶等消毒处理按照医院感染管理有关规定执行。

5.每天手术结束后,必须对手术间所有仪器、导连线、操作台进行清洗消毒,用消毒液擦拭外壳、按钮、面板等。

第三节　消毒隔离的原则

1.医务人员进入手术室前,应按规定更换手术室专用工作服、鞋、口罩和帽子。

2.严重上呼吸道感染医务人员严禁进入手术室,面部、颈部和手部有感染者不能接触患者。

3.工作人员在每个进行患者麻醉操作前后,必须洗手,操作时应戴手套,手套被患者血液或体液污染后必须立即更换。

4.麻醉器具应定期清洁、消毒,接触病人的用品应一用一消毒或灭菌;严格遵守一次性医疗用品的管理规定。

5.所有复用的医用器械根据其性能采用高压蒸汽灭菌、低温灭菌、环氧乙烷灭菌等正确有效的消毒灭菌后方可使用。

6.需隔离的患者尽可能采用一次性耗材,否则用后应严格消毒灭菌处理。在呼吸回路安置细菌过滤器。接触病人前应戴帽子、口罩、穿隔离衣,由护士在手术室外传递所需用物。术毕所有物品应单独处理消毒。

7.锐利器械(针头、刀片等)、带血针筒,必须放入利器盒内。

8.非一次性用物,应先初步去污,统一放入污物筐加盖,每天送中心供应室统一消毒或灭菌。处理废物与排泄物、血液、体液时,工作人员应做好自我防护,如戴手套、口罩、眼罩等防止体液接触暴露和锐器伤。

9.每个患者麻醉结束后,所有可废弃的医用污染垃圾如吸痰管、气管导管等,必须放入黄色医疗污物袋中。

10.麻醉结束后,每个患者未用完的药液应推弃,麻醉喉镜片、面罩、螺纹管必须每人一换。

11.每日麻醉结束后,必须用正确有效的消毒液擦拭麻醉机、手推车、回温器、换气机、监护仪等被污染的物体表面,如有污垢(血迹、呕吐等分泌物)及时用正确有效的消毒液抹洗。

12.二氧化碳吸收剂钠石灰,当不再有化学活性时,应废弃并放在指定地点集中处理,每天更换不少于一次,容器每周一次用正确有效消毒液浸泡消毒后再用净化水冲净、晾干备用。

13.工作人员必须了解消毒剂的性能、作用、使用方法,更换灭菌剂时,必须先对用于浸泡灭菌物品的容器进行灭菌处理。消毒液要浸没器械,根据消毒液性质确定更换时间并监测浓度。

第 三 篇

临床麻醉操作规范

第一章

麻醉前工作常规

一、一般要求

1.接到手术通知单后,由科主任或总住院医师根据手术类别、患者状况和各级医师麻醉权限,妥善安排麻醉前会诊及相关准备工作。

2.择期手术一般在手术前 1～3 天完成(急诊例外),由会诊医师或负责麻醉的医师担任麻醉前的会诊工作。

3.会诊目的:了解病情、手术方法,与患者和家属充分沟通,加强患者对手术、麻醉的了解;决定术前用药及麻醉方法,检查和补充术前准备工作,复杂和危重患者向上级医师汇报,同时与患者主管医师联系,做好麻醉前的一切准备工作,并在第二天交班会上汇报讨论。

4.根据麻醉前会诊结果,填写会诊单,根据病史、体检和实验室资料,结合手术麻醉情况进行综合分析,对患者的全身情况和麻醉、手术耐受情况作出较全面的估计,按 ASA 标准分级。

5.对危重患者和疑难病例进行术前讨论。必要时,麻醉医师应参加病房术前讨论,提出麻醉方案,包括麻醉前的准备、麻醉方法选择、麻醉人员的安排、术中防范措施和术后镇痛方案,评估可能发生的意外和并发症。

二、会诊内容

会诊内容应包括:阅读病史,体格检查,实验室检查,填写麻醉前访视单,与患者及家属谈话,并请患者或家属在麻醉知情同意书上签字。

(一)病史

了解患者的现病史和过去史,以及生活习惯和日常活动情况,包括每日最大活动量,以预测围术期情况。与患者充分沟通,可减轻患者的焦虑状况。

1.现病史。

了解患者的现病史、诊断、治疗情况,以及手术相关信息。

2.系统疾病。

重要系统疾病可使手术麻醉复杂化,对患有心脑血管系统、呼吸系统、泌尿系统、内分泌系统疾病及先天性疾病的患者,应特别注意,必要时术前应请专科医生会诊。肺部感染、高血压、缺血性心脏病、胃食管反流等疾病,可增加麻醉期间并发症。特别应注意以下病史:

(1)急性上呼吸道感染病史易使老年和抵抗力低下患者发生术后肺炎等并发症;小儿术中呼吸道分泌物增加,甚至会引起气道痉挛和阻塞。术前应用抗生素控制呼吸道感染。麻醉选择根据情况,尽量避免全麻气管插管,采用椎管内麻醉或神经阻滞麻醉。术后全麻患者若情况允许应尽早拔管,必要时送 ICU。

(2)有哮喘病史患者,在麻醉诱导和气管插管后,可能出现严重的急性支气管痉挛,气道压力增高,通气困难引起低氧血症。术前应控制哮喘发作,术前和术中可应用支气管解痉药以预防气道痉挛。

(3)患有不稳定型心绞痛的患者,在麻醉和手术的应激状态下会加重心肌缺血,导致心肌梗死。

(4)糖尿病患者特别是胰岛素治疗过程中,术中可能由于血糖控制不佳,引起高血糖,甚至导致酮症酸中毒;或低血糖状态导致生命体征不稳定。

(5)高血压患者若术前未能控制血压,术中可能会发生血压不稳定,易发生脑卒中、心肌梗死等并发症。用利尿药降压的患者术中易发生低血容量和电解质紊乱。

(6)所有育龄妇女,都应询问末次月经状况和是否存在怀孕,防止术前和术中用药导致早产、致畸等不良影响。

3.用药史。

了解患者的用药史,明确其剂量和应用方案。特别是抗高血压药、抗心绞痛药、抗心律失常药、抗凝药、解痉药、降糖药、糖皮质激素等用药情况。麻醉前是否继续使用这些药物,应依据病情、停药的潜在后果、药物的半衰期、与常规使用麻醉药之间配伍禁忌可能性而定。

4.药物不良反应史。

既往用药引起的过敏、中毒等不良反应。

5.麻醉史。

(1)既往使用麻醉性镇静药、镇痛药不良反应。

(2)既往困难气道史。

(3)既往围术期发生意外和并发症史。

6.家族史。

了解家族成员中是否有麻醉不良反应史,是否存在恶性高热史等,需加以防范。

7.个人史。

(1)吸烟:了解每日吸烟的状况,是否存在慢性咳嗽咳痰等肺部疾病史。择期手术患者,建议手术前禁烟,以降低气道高反应性和减少围手术期肺部并发症。

(2)饮酒:了解患者饮酒史。长期饮酒患者可能会增加麻醉药需要量。急性酒精中毒患者如发生低温和低血糖倾向的,应减少麻醉用药量。

(二)体格检查

1.一般检查。

全面了解患者一般状况,观察患者神志、肤色、营养状况、身高、体重、肢体活动度等,测量血压、心率等生命体征。实施区域神经阻滞患者,应仔细检查四肢和背部等穿刺部位情况。

2.体格检查。

(1)气道评估(见第三篇第二十七章 困难气道管理)。

(2)心脏检查:心前区听诊了解心率,是否存在心律失常,是否闻及杂音、心包摩擦音。

(3)肺部检查:观察呼吸频率、深度,是否存在呼吸困难及三凹征。听诊是否闻及干湿啰音或哮鸣音。

(4)腹部检查:有无腹痛、腹胀、包块和腹水,是否存在肠道梗阻状况以防止术中反流误吸的发生。

(5)四肢检查:了解四肢活动度,有无肌肉萎缩、杵状指。

(6)脊柱检查:有无畸形、感染。

(7)神经系统：了解意识状态、认知能力，颅神经功能及周围感觉运动功能状态。

（三）实验室检查

以下实验室检查为术前必查项目：

1.血常规检查：了解患者血色素、红细胞压积和血小板等情况。

2.生化学检查：了解患者的肝肾功能、血糖、电解质等的情况。

3.凝血功能检查：了解凝血功能状况。有瘀癍、牙龈和小割伤出血不止史以及家族史者，应评估血小板功能。有临床指征时(有出血病史或严重全身疾病)，须做进一步凝血功能检查。

（四）心电图检查

常规心电图(ECG)检查，异常 ECG 需进一步检查，必要时请心内科医师会诊。

（五）影像学检查情况

常规胸片检查。特殊情况可选择超声、CT 或磁共振等影像学检查。

（六）ASA 评估

根据"美国麻醉医师协会（ASA）"规定，将评估级别分为：

Ⅰ级：正常健康。

Ⅱ级：有轻度系统性疾病，无功能受限。

Ⅲ级：有严重系统性疾病，日常活动受限，但尚未丧失工作能力。

Ⅳ级：有严重系统性疾病，已丧失工作能力，且经常面临生命威胁。

Ⅴ级：无论手术与否，生命难以维持 24 小时的濒死患者。

Ⅵ级：脑死亡患者，正在接受供体器官摘除手术。

如系急诊，在每级数字后标注"急"或"E"字。

（七）禁食、禁水

成人应在手术前禁食 8 小时以上，禁水 2 小时；婴幼儿和儿童禁食禁水要求见本篇第十七章小儿麻醉。有活动性反流或胃肠道手术的患者，应严格限制。

（八）麻醉前用药

1.麻醉前用药的目的。

(1)避免或减少患者紧张和焦虑的情绪，以达到镇静、催眠作用，使全身麻醉平稳，提高麻醉的安全性。

(2)降低基础代谢，减少氧耗量，减少麻醉药需要量，减弱不良反应。

(3)提高痛阈，阻断痛刺激向中枢传导，达到镇痛目的。

(4)预防麻醉药的不良反应，抑制自主神经系统的应激反应，腺体分泌减少。

2.用药原则。

(1)对老年、衰弱、急性中毒、上呼吸道阻塞或外伤患者，神经系统受损、患有严重的肺或心瓣膜病患者应减量，必要时不用药。

(2)对麻醉性镇痛药和巴比妥类成瘾的患者应给以充分的麻醉前用药，以防止术中或术后立即出现戒断症状。

(3)对患某些特殊疾病的患者，其麻醉前用药见有关章节。

3.常用镇静药。苯二氮䓬类：

①地西泮：术前 1～2h 口服 5～10mg。地西泮因肌肉注射导致注射部位疼痛且吸收不佳，不建议肌肉注射。

②咪达唑仑：术前 30min 0.06～0.08mg/kg 肌肉注射，或 3～5mg 口服。

4.常用镇痛药。

(1)吗啡：术前 30min 5～10mg 肌肉注射。

（2）哌替啶：术前 30min 1mg/kg 肌肉注射。

5.抗胆碱药。

主要减少呼吸道黏膜及唾液腺分泌，拮抗迷走神经的不良反射。但目前在临床上的使用已逐步减少。常用的抗胆碱药物：

①阿托品：术前半小时肌肉注射 0.5mg。小儿腺体分泌旺盛，阿托品耐药量较大，一般可按 0.01～0.02mg/kg 计算。心动过速、甲状腺功能亢进、高热、青光眼者禁用。

②东莨菪碱：作用类似阿托品。区别在于东莨菪碱还有中枢抑制作用，可产生镇静和遗忘作用，对心率影响较阿托品小，对腺体分泌抑制作用强。术前 30min 肌肉注射0.3～0.6mg。

（九）麻醉前谈话

麻醉前谈话目的让患者和家属了解麻醉工作，签署麻醉知情同意书，对保障患者生命安全和手术顺利进行起重要作用。

1.术前谈话必须建立在切实做好麻醉前准备，按麻醉操作常规认真做好麻醉和安全防范措施的基础上。

2.通过交流密切医患关系。谈话应该根据不同对象，礼貌用语，注意保护性医疗制度，充分取得患者和家属理解。同时增强麻醉专业的宣传力度，避免发生医疗纠纷。

3.患者或监护人或被授权人拥有对整个麻醉过程可能发生的并发症、意外等各种不良后果的知情权。

4.麻醉知情同意书内容必须得到患者或其监护人或被授权人的理解和同意，并签字后方可生效。

第二章

麻醉期间管理与监测

手术安全核查与麻醉期间的管理是手术麻醉成败的关键，因此麻醉工作者不仅要有强烈的责任感，还要有高度的警惕性、敏捷的判断力和果断的处理能力，做到观察仔细、勤快，判断快速、准确，处理及时、正确。

第一节　麻醉前准备

1. 按照卫生部卫办医政发〔2010〕41号文件要求，严格执行《手术安全核查制度》。手术医师、麻醉医师与手术室护士三方共同按《手术安全核查表》，依次核对患者身份（姓名、性别、年龄、病案号）、手术方式、知情同意情况、手术部位与标识、麻醉安全检查、皮肤是否完整、术野皮肤准备、静脉通道建立情况、患者过敏史、抗菌药物皮试结果、术前备血情况、假体、体内植入物、影像学资料、术前用药执行情况、术前禁食情况等内容。三方确认后分别在《手术安全核查表》上签名。

2. 严格执行卫生部《手术风险评估制度》。手术医师、麻醉医师与手术室护士三方共同按《手术风险评估表》对相关风险进行评估并签名。

3. 安慰患者，减轻其恐惧与焦虑。

4. 准备麻醉机及各种监测装置，并试运转，记录运转结果。

5. 详细核对各种用药的药名、剂量、质量；注射器抽药后，应标明药物名称、剂量。

第二节　麻醉期间的管理

一、全身麻醉

全身麻醉是指麻醉药物经静脉或呼吸道吸入进入体内，产生中枢神经系统的抑制，表现为神志消失、痛觉丧失、遗忘、反射抑制和骨骼肌松弛。全麻主要任务是维持适当的麻醉深度以满足手术的要求，如切皮时麻醉需加深，开、关腹膜及腹腔探查时需良好肌松。同时，加强对患者的管理，保证循环和呼吸等生理功能的稳定。

全身麻醉的管理要求麻醉诱导平稳、舒适。手术中麻醉的维持采用静吸复合麻醉，麻醉科医师必须掌握各种麻醉药物的药理特点，灵活用药，取得良好麻醉效果。同时应严密监测呼吸及循环功能的变化，仔细观察浅麻醉时应激反应的体征，术中保证足够的麻醉深度，有条件者应监测血药浓度，或根据药代动力学特点用微泵控制给药，同时可监测麻醉深度，以避免发生术中知晓。

在麻醉苏醒阶段,应逐渐减浅麻醉程度,严格掌握拔管时机。拔管前应积极吸痰,清除气管导管和口腔内分泌物,确保苏醒期的安全。

全麻并发症防治见本篇第十六章。

二、椎管内麻醉和区域神经阻滞麻醉

椎管内麻醉和区域神经阻滞管理要求阻滞完善,在麻醉的管理中还应注意麻醉药的起效及消退时间,及时追加用药,以维持麻醉的连续性。此外,还须防止局麻药中毒和过敏反应,防止阻滞平面过高引起呼吸抑制等严重并发症。相关并发症防治见本篇第九至十二章。

第三节　麻醉期间监测

一、循环管理

常规进行血压、心电图、CVP、尿量监测,危重患者需进行有创监测:动脉有创血压、肺毛细血管楔压、心排出量、食道超声检查等。凡因手术、麻醉以及患者自身疾病造成麻醉期间的血压异常、心率变化、心律失常以及心功能衰竭等循环不稳定状况,均应根据不同情况及时对症处理,并进行严密的观察,请示上级医师,必要时请有关专科医师会诊。

二、呼吸管理

麻醉期间必须维持气道畅通,保证充分的氧供。全麻患者必须确保麻醉机通气性能良好,常规进行指脉搏血氧饱和度、呼气末二氧化碳浓度、呼吸参数和血气分析监测。区域神经阻滞患者凡因阻滞平面过高或呼吸障碍,应常规鼻导管或面罩给氧,必要时面罩加压给氧辅助呼吸或气管插管管理。若术中出现呼吸道分泌物增多,应及时吸引清除。

三、输血、输液管理(见本章第五节)

四、特殊监测

由于病情、手术和麻醉的需要,患者除常规监测(无创血压、脉搏、呼吸、SpO_2、ECG)外,还需要进行特殊监测,如 CVP、尿量、呼气末二氧化碳浓度、血气分析、电解质、体温、麻醉深度、动脉有创血压、肺毛细血管楔压、心排出量、食道超声检查等监测,用抗凝剂及拮抗的患者应作ACT 测定,有凝血功能障碍可检测出凝血时间和血栓弹力描记图(TEG)。监测目的是为了在手术麻醉期间了解患者的全身状况,以便麻醉期间的安全管理。

第四节　辅助用药

一、适用范围

1. 区域神经阻滞神志清醒患者,由于情绪紧张或有内脏牵拉反应需要镇静处理,需在麻醉效果确定后方可给药。

2. 局部麻醉的患者为预防或减轻局麻药的毒性反应,需要给予辅助用药。

二、剂量与方法

1.咪达唑仑:1～3mg,静脉注射。

2.芬太尼:0.01～0.05mg,缓慢分次静脉注射。

3.丙泊酚:10～50mg,缓慢分次静脉注射。

4.右旋美托咪定:常规负荷剂量 0.1～1μg/kg,需静脉泵注 10～15min 以上,维持剂量可根据临床要求的镇静效果在 0.2～0.7μg/(kg·h)的泵注速度范围内调整。

三、注意事项

1.小儿、老年人及危重患者应减量、分次缓注。

2.注意监测患者呼吸和循环功能变化,并给予及时处理。

第五节　输液、输血

一、输液

(一)围术期容量变化

围手术期间,有许多因素可引起患者容量发生变化:

1.术前禁食、禁水。

2.呼吸蒸发。

3.手术创面及胸腹膜腔浆膜失液。

4.受神经内分泌影响,如疼痛、血压下降,引起 ADH 及醛固酮分泌增多,使水分排出减少。

5.体温升高,水分蒸发增加。

6.利尿等。

(二)术前输液原则

1.术前一般患者不需要静脉输液治疗。

2.有水和电解质、酸碱紊乱,贫血,低蛋白血症的患者,术前应予以纠正。

3.需急诊手术的患者,术前应补给体液缺量的 1/2～1/4。

4.在下午手术的患者,上午应适当补充液体。

(三)术中输液

1.术中给患者补充手术前一晚禁食后至入室时的体液生理需要量,成人可按 2ml/(kg·h)计算。

2.补充隔绝的细胞外液量:行上腹部手术的患者以 10～15ml/(kg·h)、胸腔手术的以 10ml/(kg·h)、四肢及其他手术以 5～10ml/(kg·h)补给。

(四)输液制剂的选择

1.术中输液制剂以乳酸钠林格氏溶液为主,其作用:

(1)补充血容量及维持有效的细胞外液量。

(2)补充电解质。

(3)纠正酸血症。

(4)改善微循环。

2.因手术患者儿茶酚胺分泌增多,糖原异生,血糖升高,所以应不输或少输葡萄糖溶液。但小儿患者若禁食时间太长,易发生低血糖,须适当输注 5% 葡萄糖溶液。

3.心脏病患者特别是伴有心衰患者,应控制钠离子浓度,一般应少用含钠的乳酸林格氏溶液及生理盐水,建议使用醋酸钠林格氏溶液。

4.胶体液因其扩容效果好,能较长时间维持血管内容量,稳定循环功能,因此,常用于容量不足和麻醉期间需扩充血容量的患者,如中等以上手术出血量较多或进行血液稀释时。目前常用的胶体液制剂有:羟乙基淀粉(首选中分子羟乙基淀粉 130/0.4)、明胶溶液、白蛋白制剂等。但胶体液可降低肾小球滤过率,干扰凝血功能,大量快速输入时可造成静水压性肺水肿,临床应用时需注意监测。

二、输血(见第三篇第二十九章　围术期血液保护)

第六节　麻醉期间监测分级

麻醉期间分级监测能及时了解患者循环和呼吸系统等变化,防止患者发生并发症和意外,提高麻醉和手术的安全性。

根据患者的病情、麻醉方法、手术种类的不同,将监测项目分为四级:

Ⅰ级:无创血压、脉搏、经皮脉搏血氧饱和度、心电图、呼吸、神志。

Ⅱ级:在Ⅰ级基础上再加有创血压、中心静脉压、尿量、血糖、气道压力、体温、吸入氧浓度、呼气末二氧化碳。

Ⅲ级:在Ⅱ级基础上再加血电解质、动脉血气分析、肌松监测、吸入麻醉气体监测。

Ⅳ级:在Ⅲ级基础上加 PCWP、心排量、麻醉深度监测。

注:①Ⅰ级监测为基础监测,即所有手术麻醉的最低监测标准。

②实际监测项目必须达到各级规定监测项目数的 2/3 或以上。

③全身麻醉原则上应实施Ⅱ级以上监测。

④对慢性阻塞性肺病和肺心病患者,最好能持续观察气道压力-容量环。

第三章

麻醉后工作常规

1.手术麻醉结束后,患者的生理功能尚未恢复,必须对患者的麻醉恢复程度作一正确评估,并按 PACU 评分标准进行评分。同时开出麻醉后医嘱,内容包括麻醉后的护理常规、体位、监测、给氧等。

2.根据评估情况,按照《麻醉后恢复室管理规定》的要求,所有接受全身麻醉的患者、硬膜外麻醉平面在 T_5 以上以及病情不稳定的患者,都必须转入 PACU。接受局部麻醉的患者,在手术医师或麻醉科医师认为有必要时也应转入 PACU。在夜间和节假日恢复室未开放的情况下,应就地在手术室内继续观察。患者恢复良好,评分达到满分后,可安全送回病房。

3.椎管内阻滞术终,应测定麻醉平面,有特殊情况者及时访视,重点注意患者的感觉和运动功能恢复的情况。

4.对全麻神志尚未恢复的患者、老年、危重患者、途中生命体征可能发生变化者以及手术中用药特殊的患者,麻醉科医师应亲自护送至 PACU 或重症监护室,并向经管医生、护士交代病情及术后应注意事项。必要时,应在途中进行生命体征监测。

5.及时完成麻醉记录单,患者离开手术室时的一般情况如苏醒程度、气道通畅程度(有否留置通气导管或气管导管要写明)、心率、血压、呼吸频率、潮气量、SpO_2 等各项监测指标以及离室时间等,应逐项做好记录。

6.患者离开手术室后,关闭麻醉机、监护仪,将麻醉用具和监测仪器消毒或清洗整理后归还原处,如有故障,应向科室负责人报告,及时修理,并登记在册。

7.部位阻滞包、静脉穿刺包用后清洗、补充消耗品,妥善包好送高压消毒,如系一次性阻滞包、穿刺包应按一次性用品处理规定执行。

8.气管插管盘用后补充用物,放回原处。面罩、螺纹管、喉镜等按规定进行消毒。

9.每日补充消耗品和麻醉药品、麻醉用具等,以备后用。

10.核对麻醉处方和安瓿,核对用药处方,做好收费工作,防止错漏。

11.应在 24 小时内进行术后随访,并将结果记录在麻醉术后访视记录单上。

12.进行术后疼痛治疗者,应进行疗效评分,随访至镇痛结束。采用硬膜外术后镇痛患者,要观察留管处皮肤有无炎症,导管有无脱出。治疗结束,安全拔去导管。

第四章

麻醉病历的书写和管理

麻醉病历是手术患者医疗过程中记载的文件之一。麻醉病历分为住院病历和门诊病历两部分。住院麻醉病历包括:《麻醉前访视单》、《麻醉知情同意书》、《麻醉记录单》、《麻醉后恢复室记录单》、《麻醉术后访视记录单》、《麻醉术后镇痛访视记录单》等;门诊麻醉又称手术室外麻醉,其病历包括:《手术室外麻醉知情同意书》、《手术室外麻醉小结单》(示样件附在本章)。麻醉科医师在临床麻醉实践中,对每一例患者的麻醉前、麻醉中、麻醉后的各方面情况,进行详尽、全面、系统、确切的记录,有助于减少与防范医疗事故及差错、提高麻醉质量、保证患者安全,有助于培养麻醉科医师独立思考和综合判断的能力,为临床教学和科研提供原始典型资料。

一份合格的、优良的麻醉病历,必须建立在认真细致的观察、正确判断、果断处理和渊博的麻醉知识的基础上。因此,每位麻醉科医师应不断加强学习,提高麻醉病历书写能力。

第一节　麻醉病历书写格式和方法

一、麻醉前访视单

手术前,由麻醉科医师对患者的主要病史及各种生理指标进行会诊,相关内容在访视单中记录。

《麻醉前访视单》书写要求:

1.患者的主要病史及各项检查指标,必须在访视单中按项目据实填写,不得空缺。

2.麻醉前用药及麻醉选择要同时写在病房医嘱单上,特殊情况可以在大病历中记录。

3.系统异常情况。

各系统项目若有异常,请在"有"上打"√",并在后列的"现在情况"栏目中选择异常项目,在其前置"□"上打"√";若未列该异常项目,则在"过去或其他情况"栏目中注明。

各系统项目若无异常,请在"无"上打"√"。

若有所列系统项目之外的异常检查、检验结果,如肺功能、心超、动态心电图等,可填写在各自所属系统如:"肺和呼吸"、"心血管"、"心电图"等项目中"过去或其他情况"栏目下。

4.总体评估。

估计患者对手术和麻醉的耐受力,进行 ASA 评级,并在相应的分级上打"√";若为急诊手术病人,需在"E"上"√"。

5.目前存在的问题和建议。

在麻醉前访视过程中发现的异常情况,如发现术前准备不足,应向手术医师建议补充检査,或请相关专科医师会诊等情况,可在此处注明。

6. 麻醉计划。

在相应的麻醉计划选择项目的前置"□"上打"√"。

二、麻醉知情同意书

麻醉知情同意书是指麻醉前,麻醉科医师向患者告知拟施麻醉的相关情况,并由患者签署是否同意麻醉意见的医学文书。内容包括患者姓名、性别、年龄、病案号、科别、术前诊断、拟行手术方式、拟行麻醉方式,患者基础疾病及可能对麻醉产生影响的特殊情况,麻醉中拟行的有创操作和监测、麻醉风险、可能发生的并发症及意外情况,患者签署意见并签名、麻醉科医师签名并填写日期。

《麻醉知情同意书》分教学医院使用和非教学医院使用两种版本。

三、手术安全核查表

麻醉前必须由手术医师、麻醉科医师、巡回护士三方共同核对并签字。

四、手术风险评估表

麻醉前必须由手术医师、麻醉科医师、巡回护士三方评估并签字。

五、麻醉记录单

《麻醉记录单》的书写格式和要求按照"中华人民共和国卫生部强制性卫生行业标准WS329－2011"(见附录三)执行。

附加说明如下:

1. 术中监测的患者血压、脉搏、呼吸频率每5分钟测记一次。遇重危病人需5分钟以下测记,表格原5分钟一格可改为1分钟一格。如使用呼吸机,呼吸频率可不画记号,只需直接记录频率、潮气量、气道压力等实际数字。

2. 麻醉用药:用箭头对准座标时间记录剂量即可。遇同一行中两种药并用时,应在药名之上方及剂量之前均需标上"√"及"△"符号,以示两药之区别。例如用琥珀胆碱诱导、万可松维持,其剂量分别为100mg及3mg,则在"司"字上打"√",在"万"字上划"△",并在对准时间格内记下"√100mg,△3mg"。在使用静脉复合液时,不仅要记录剂量,还必须写明"静滴"并填上浓度。应用未列出的麻醉药,可写在麻醉药的空格内。

3. 麻醉期用药:是指治疗药物的应用,书写药名剂量,浓度及用药途径,并用数字标在"用药序号"栏内,对准座标上时间。

4. PCA:术后镇痛方式。若为硬膜外途径,则勾选"E";若为静脉途径,则勾选"V"。

5. 麻醉效果:按《麻醉效果评定标准》执行。

6. "病人送往1,2,3"项目中的"1"指病房,"2"指恢复室,"3"指重症监护室,以打"√"法记录。

7. 评分:指患者离开手术室时的情况,按照《恢复室评分标准》进行评估。

8. 输血、输液:写清具体名称,但在总计时,只按自体血、成分输血、胶体液及晶体液四类记录。

9. 各类麻醉记录要求。

椎管内麻醉、全麻操作、麻醉期间并发症,均用打"√"方法如实记录,尤其对麻醉期间的并发症要如实记录,绝不可隐瞒漏记。如遇表中未列的并发症,可填写在空格中;遇椎管内穿刺出血,要分清是穿刺时出血还是置管时出血。

10.特殊患者麻醉及麻醉异常情况的分析总结。

有以下情况之一者应书写麻醉分析的总结记录":

(1)特殊患者:指原已存在与手术无关或仅部分相关的病理生理改变,或预计术中生理干扰较大,或有特殊要求的手术患者。它包括:

①各类休克患者。

②ASAⅢ级、Ⅳ级、Ⅴ级以及伴有下列疾病者:高血压伴有重要脏器受损者,心功能在Ⅱ~Ⅳ级的冠心病患者,心、肺、肝、肾功能不全者,内分泌疾病患者。

③精神障碍患者。

④年龄≥80岁患者。

⑤婴幼儿三类及三类以上手术者。

(2)采用麻醉新技术、新方法和特殊麻醉的。

(3)一种麻醉失败改其他麻醉方法。

(4)麻醉中出现异常情况,如麻醉药超量使用,过敏反应,麻醉中出现并发症、意外或出现"危象"及术中抢救等情况的患者。

(5)麻醉难度大,或估计有医疗纠纷可能患者。

(6)工作一年以内的医师、进修、实习医师每月按不同麻醉方法书写麻醉分析总结各若干份,并由带教老师指导。

11.麻醉后医嘱:麻醉后由麻醉科医师在病历医嘱单上开出书面医嘱,不可疏漏。

12.记录单采用无碳复写纸,因格子小,宜选用会计特细黑色笔书写。记录单为一式两份,正页放入患者病历,副页留麻醉科保管备查。已采用麻醉信息系统记录的单位,副页可不打印,留电脑系统内备查。

六、麻醉后恢复室记录单

手术结束后患者由手术室转入 PACU,由麻醉科医师向 PACU 负责医师或护士交班患者一般情况(意识、循环、呼吸状况、术中输液量、特殊用药等等)。PACU 护士应及时记录患者入室时间、BP,HR,RR,SpO$_2$、瞳孔大小、尿量、发音情况等,如带气管导管的,护士应及时清除导管内分泌物,必要时进行辅助呼吸,直到患者复苏。

《麻醉后恢复室记录单》中"一般记录"内容至少每15min记录1次。病情不稳定者随时测量,及时记录,及时处理。除"一般记录"外其他内容据实及时记录。

复苏过程中的病情及处理,应真实、完整地记录在记录单上。

七、麻醉术后访视记录单和术后镇痛访视记录单

麻醉术后观察记录要求在术后 24 小时内完成,若无麻醉相关并发症发生,访视记录一次即可;麻醉术后镇痛观察记录需访视至术后镇痛结束,每天至少访视一次;若发现有麻醉相关并发症,应及时通知主管医师共同处理,并继续访视至病情好转为止。

记录时在各观察项目下打勾即可。若有特殊情况,请记录在"其他特殊情况及处理"栏。

八、手术室外麻醉知情同意书、小结单、注意事项

实施手术室外麻醉前,麻醉科医师必须详细了解患者病史,评估麻醉风险,掌握适应证范

围,并向患者及家属详细介绍有关麻醉的实施目的、益处、麻醉方式、过程、麻醉前后注意事项以及可能发生的并发症、意外等不良反应。患者及家属自愿选择并同意麻醉,由患者本人或委托人在《手术室外麻醉知情同意书》上签字后,方可实施麻醉。患者如果委托其家属代为签字,需由患者本人填写书面委托书,方为有效。

手术室外麻醉过程记录应据实记录在《手术室外麻醉小结单》上,内容包括患者入室情况、麻醉经过、术中用药、复苏经过、离室情况等。记录要求说明如下:

1.各项内容数据据实、完整填写,或在已提供选择项目前"□"上打"√"。

2.麻醉开始时间、开始复苏时间、离室时间应分别记录各时间点,24小时制格式。

3.术中用药记录各使用药物的总量即可。

术中如遇特殊情况,无法在已列项目中进行记录的,则记录在"麻醉中特殊情况及处理措施"栏,必要时可记录在门诊病历或住院病历病程录中。

九、深静脉穿刺置管术知情同意书

非手术患者需行深静脉穿刺置管术时,由病房主管医师或麻醉科医师与患者或被授权人谈话,将知情同意书中所列内容讲解清楚,使患者或被授权人理解,作出选择后签字。

操作完成后,需由操作医师书写操作记录,并签名。

十、紧急气管插管知情同意书

住院患者需行紧急气管插管术时,由病房主管医师或麻醉科医师与患者或被授权人谈话,将知情同意书中所列内容讲解清楚,使患者或被授权人理解,同意后签字。

操作完成后,需由操作医师书写操作记录,并签名。

十一、注意事项

各种记录单书写时,均不得涂改。若有书写错误之处,可用双线划在错字上,保留原记录清楚、可辨,将正确的字书写在旁边,修改人签名、签署日期时间,精确到分。不得采用刮、粘、涂等方法掩盖或去除原来的字迹。

第二节　麻醉病历的管理

对麻醉病历须实行科学管理,以便随时获取所需的麻醉病例原始资料。手术患者病历中必须有麻醉前访视单、麻醉知情同意书、麻醉记录单(正页)、麻醉后恢复室记录单和麻醉术后访视记录单、术后镇痛访视记录单等。麻醉记录单(副页)保留在麻醉科内,《手术室外麻醉知情同意书》和《手术室外麻醉小结单》保留在麻醉科内或医院病案管理部门,由专人负责管理,统一分类、登记、编号和存档。存档可根据各单位实际情况设计,如可按时间、麻醉方法、手术部位等方法分类存档,也可存入电脑保管。

附件:

1.浙江省_____医院麻醉前访视单

2.浙江省_____医院麻醉知情同意书(非教学医院版)

3.浙江省_____医院麻醉知情同意书(教学医院版)

4.浙江省_____医院麻醉记录(正页)

5.浙江省_____医院麻醉记录(副页)

6.麻醉后恢复室记录单

7.麻醉术后访视记录　麻醉术后镇痛观察记录

8.浙江省_____医院手术室外麻醉知情同意书

9.浙江省_____医院手术室外麻醉小结单

10.深静脉穿刺置管术知情同意书

11.浙江省_____医院紧急气管插管知情同意书

附件1：

浙江省_____医院麻醉前访视单

姓名			科室		床号		术前诊断：	
			住院号					
年龄		□男 □女	身高　　cm		体重　　kg		拟行手术方式：	
主诉：								
BP　　mmHg	R　次/分		P　　次/分		T　　℃		其它：	

系统异常情况			现在情况	过去或其它情况
心血管	有	无	□胸痛　□心悸　□瓣膜病变　□杂音 □高血压　□心梗　□易疲劳　□气急	
肺和呼吸	有	无	□COPD　□肺炎　□咳嗽　□咳痰 □气管炎　□哮喘　□TB	
泌尿生殖	有	无	□尿毒症　□血尿　□肾功不全　□月经	
消化	有	无	□肝病　□反流　□胃潴留　□溃疡	
神经肌肉	有	无	□中风　□抽搐　□重症肌无力　□瘫痪	
血液	有	无		
内分泌/代谢	有	无	□糖尿病　□甲亢/低　□胰岛素　□皮质	
精神	有	无	□精神分裂症　□抑郁症	
产科	有	无	□怀孕	
吸烟,嗜酒,药物依赖	有	无	□吸烟　□戒烟　□嗜酒　□药物依赖	
过敏史/手术史	有	无	□药物/食物过敏　□药名/食物名　□手术名	
既往麻醉史	有	无	□插管困难　□麻醉药过敏	
家族史/遗传疾病	有	无	□麻醉药过敏　□恶性高热	
目前特殊药物	有	无		
全身情况			□差　□一般　□好	
意识状态			□清醒　□嗜睡　□昏迷	
气道通畅度	有	无	□张口<3cm　□鼾声　□颈短　□头后仰受限　□喉结高　□小下颌 □气管移位　□气管压迫　□气管肿瘤　□口内肿瘤	
牙齿	有	无	□松动　□缺失　□戴冠　□上牙　□下牙　□部分　□全部	
眼科	有	无	□瞳孔异常　□青光眼	
麻醉穿刺部位	有	无	□感染　□畸形　□外伤	
胸部X片	有	无		
心电图	有	无		

Hb/HCT	WBC	PLT	K$^+$	Na$^+$	Cl$^-$	GLU	SGPT	BUN	Cr	PT	APTT	PaO$_2$

总体评估　　ASA 分级　　1　2　3　4　5　6　E　　　　　　是否饱胃？　是　否

目前存在的问题和建议：

麻醉计划：　□全身麻醉　　□椎管内麻醉　　□区域阻滞　　□局部麻醉

　　　　　　□按计划安排手术　□安排当日,但需延迟手术　□继续术前准备,另期安排手术

术前评估医师签字　　　　　　　　　　　　　　　　　　　　　日期：　年　月　日

附件 2:(非教学医院版)

浙江省＿＿＿＿＿＿＿＿＿医院麻醉知情同意书

患者姓名:＿＿＿＿ 性别:＿＿＿ 年龄:＿＿＿ 床号:＿＿＿ 住院号:＿＿＿

麻醉选择:全麻、全麻加、全麻准备、硬膜外、硬膜外加、腰麻、骶麻、颈丛、臂丛、其他＿＿＿＿＿＿

根据手术治疗和诊断检查的需要,患者需进行麻醉。麻醉和麻醉操作一般是安全的,虽然在麻醉前已经采取力所能及的预防措施,但由于个体差异也有可能发生麻醉意外和并发症。现告知如下,**包括但不限于**:

1.麻醉过程中可能进行以下某一项或多项操作,包括气管插管、椎管内穿刺、周围神经阻滞、深静脉穿刺置管术、动脉穿刺置管术、喉罩插入、气管切开术、气管和支气管插管、食管超声波检查、有创血流动力学检测等。这些操作均可能引起组织出血、神经损伤、创伤、感染、坏死等。

2.根据麻醉操作常规,按照《中华人民共和国药典》要求,使用各种、各类麻醉药后,病人出现中毒、过敏、高敏、神经毒性等反应,导致休克、严重脏器功能损害、呼吸心跳停止,甚至危及生命。

3.麻醉时,特别是急症饱胃病人发生胃内容物反流、误吸、喉痉挛、呼吸道梗阻、神经反射性休克和心律失常等而导致重要脏器功能损害,危及生命。

4.气管插管和拔管时可引起牙齿脱落、口唇、舌、咽喉、声带、气管和支气管损伤,喉痉挛、气管痉挛、支气管痉挛及功能损害。气管插管困难导致气道不能维持通气时,需要进行紧急气管切开术,缺氧时可危及生命。

5.椎管内麻醉及区域麻醉发生神经、血管、脊髓等组织结构损伤,可能出现全脊髓麻醉、截瘫、椎管内感染、血肿、腰痛、头痛、肢体伤残,甚至呼吸心跳停止等危及生命。

6.患者本身合并其他疾病或有重要脏器损害者,相关并发症和麻醉危险性显著增加,如哮喘、心脑血管意外等。

7.授权麻醉医师在病人病情治疗必要时使用自费麻醉和抢救药品及物品。

8.麻醉方法的选择和改变由实施麻醉的医师根据病情和手术的需要决定。

9.可能发生术中知晓、术后回忆和术后认知功能的障碍。

10.麻醉手术中输血输液可能发生致热源反应、过敏反应、血源性传染病等。

11.急症手术麻醉危险性明显高于择期手术,手术室外麻醉危险性明显高于手术室内麻醉。

12.术后镇痛的并发症:呼吸循环抑制、镇痛不全、瘙痒等。

13.其他发生率极低或难以预料的意外和并发症,以及其他不可预料的不良后果。

14.本麻醉提请患者及家属注意的其他事项:＿＿＿＿＿＿＿＿＿＿＿＿＿＿＿＿＿

是□ 否□ 要求术后镇痛

我院麻醉科医师将切实做好麻醉前准备,按麻醉操作常规认真做好麻醉及防范措施,以良好的医德医术为患者施行麻醉,力争将麻醉风险降低到最低限度。

我已详细阅读以上内容,麻醉科医师对我提出的问题也作了详细的解答,经慎重考虑,我代表患者及家属对麻醉可能发生的并发症及各种风险表示充分理解,**并全权负责签字同意施行麻醉**。我授权麻醉科医师在遇有紧急情况时,为保障患者生命安全实施必要的救治措施,并承担全部所需费用。我知道在麻醉开始之前,我可以拒绝麻醉,并签字记录,以取消本同意书的决定。

患者(法定代理人)签字:＿＿＿＿＿＿＿＿＿ 或委托代理人签字:＿＿＿＿＿＿＿＿＿

麻醉科医师签字:＿＿＿＿＿＿＿＿＿ 日期: 年 月 日 时 分

附件3:(教学医院版)

浙江省_____医院麻醉知情同意书

患者姓名： 性别： 年龄： 床号： 住院号：

麻醉选择：全麻、全麻加、全麻准备、硬膜外、硬膜外加、腰麻、骶麻、颈丛、臂丛、其他_____

根据手术治疗和诊断检查的需要，患者需进行麻醉。麻醉和麻醉操作一般是安全的，虽然在麻醉前已经采取力所能及的预防措施，但由于个体差异也有可能发生麻醉意外和并发症。现告知如下，**包括但不限于**：

1. 麻醉过程中可能进行以下某一项或多项操作，包括气管插管、椎管内穿刺、周围神经阻滞、深静脉穿刺置管术、动脉穿刺置管术、喉罩插入、气管切开术、气管和支气管插管、食管超声波检查、有创血流动力学检测等。这些操作均可能引起组织出血、神经损伤、创伤、感染、坏死等。

2. 根据麻醉操作常规、按照《中华人民共和国药典》要求，使用各种、各类麻醉药后，病人出现中毒、过敏、高敏、神经毒性等反应，导致休克、严重脏器功能损害、呼吸心跳停止，甚至危及生命。

3. 麻醉时，特别是急症饱胃病人发生胃内容物反流、误吸、喉痉挛、呼吸道梗阻、神经反射性休克和心律失常等而导致重要脏器功能损害，危及生命。

4. 气管插管和拔管时可引起牙齿脱落、口唇、舌、咽喉、声带、气管和支气管损伤，喉痉挛、气管痉挛、支气管痉挛及功能损害。气管插管困难导致气道不能维持通气时，需要进行紧急气管切开术，缺氧时可危及生命。

5. 椎管内麻醉及区域麻醉发生神经、血管、脊髓等组织结构损伤，可能出现全脊髓麻醉、截瘫、椎管内感染、血肿、腰痛、头痛、肢体伤残，甚至呼吸心跳停止等危及生命。

6. 患者本身合并其他疾病或有重要脏器损害者，相关并发症和麻醉危险性显著增加，如哮喘、心脑血管意外等。

7. 授权麻醉医师在病人病情治疗必要时使用自费麻醉和抢救药品及物品。

8. 麻醉方法的选择和改变由实施麻醉的医师根据病情和手术的需要决定。

9. 可能发生术中知晓、术后回忆和术后认知功能的障碍。

10. 麻醉手术中输血输液可能发生致热源反应、过敏反应、血源性传染病等。

11. 急症手术麻醉危险性明显高于择期手术，手术室外麻醉危险性明显高于手术室内麻醉。

12. 术后镇痛的并发症：呼吸循环抑制、镇痛不全、瘙痒等。

13. 其他发生率极低或难以预料的意外和并发症，以及其他不可预料的不良后果。

14. 本麻醉提请患者及家属注意的其他事项：_____

是□ 否□ 要求术后镇痛

我院麻醉科医师将切实做好麻醉前准备，按麻醉操作常规认真做好麻醉及防范措施，以良好的医德医术为患者施行麻醉，力争将麻醉风险降低到最低限度。

特别提醒：我完全知道此医院是一所医疗、教学和科研相结合的学术医疗中心，患者麻醉过程中可能有实习医师、进修医师，以及一些与医学相关的训练人员参与其中。

我已详细阅读以上内容，麻醉科医师对我提出的问题也作了详细的解答，经慎重考虑，我代表患者及家属对麻醉可能发生的并发症及各种风险表示充分理解，**并全权负责签字同意施行麻醉**。我授权麻醉科医师在遇有紧急情况时，为保障患者生命安全实施必要的救治措施，并承担全部所需费用。我知道在麻醉开始之前，我可以拒绝麻醉，并签字记录，以取消本同意书的决定。

患者(法定代理人)签字： 或委托代理人签字：

麻醉科医师签字： 日期： 年 月 日 时 分

第三篇　临床麻醉操作规范

附件4:(正页)

浙江省　　　　　　　医院麻醉记录　　编号___页___

科别　　　　床号　　　　住院号　　　　日期_____年___月___日　　医疗费：公疗、大保、自费

姓名......　性别...　年龄...岁　身高...cm　体重...公斤　体温...℃　血压...mmHg　呼吸...次/分　脉博...次/分　血型...　ASA 1 2 3 4 5 6 E

手术前诊断_____　拟施手术_____　手术时体位_____　术前禁食（是□否□）

时　间															
监测	SpO₂														
	FiO₂														
	PetCO₂														
	EKG														
	尿量														

体温

血压 mmHg

图例
鼻 温 ▲
直 肠 温 □
脉 搏 ●
呼 吸 ○
辅助呼吸 ⦶
收缩血压 V
舒张血压 Λ
麻醉开始 ×
手术开始 |
手术终了 T
拔 管 ⊗
仰 卧 位 ⊙
俯 卧 位 ○
左侧卧位
右侧卧位
截 石 位

35　180
　　160
30　140
　　120
　　100
25　80
　　60
　　40
　　20

手术关键操作

麻醉药

咪达唑仑
依托咪酯
舒芬/芬太尼
瑞芬太尼
丙泊酚
司/爱/万/阿
以上为mg单位
安/异/地/七
N₂O/O₂
%利 %丁
%罗 %布

输血 ml	1														
输液 ml	2														
用药序号															

用药理由用量及用法　麻醉期用药

| 手术后诊断 | | PCA：E、V | 自体血 ___毫升 |
| 成分输血 ___毫升 |
| 手术名称 | | 麻醉效果 1 2 3 4 | 胶体液 ___毫升 |
| 晶体液 ___毫升 |
| 麻醉方法 | | 施麻醉者 | 病人送往 1 2 3 | 总输入量 ___毫升 |
| 出血量 ___毫升 |
| 施手术者 | | 器械、巡回护士 | 评　分：　　分 | 尿量 ___毫升 |

附件5：浙江省_____医院麻醉记录（副页）

<table>
<tr><td rowspan="2">椎管内麻醉操作</td><td colspan="3">①穿刺时病人体位：坐，右左侧卧，俯卧。
②穿刺点：第一点_____间隙。成功，失败，穿破。
　　　　　第二点_____间隙。成功，失败，穿破。
③直人法，侧人法，斜面：向头，向骶，向侧。
④黄韧带感觉：明显，尚明显，不明显。
⑤负压：大，小，无。搏动：大，小，无。</td><td colspan="4">⑥注射阻力：很松，尚松，不松。回流：多，少，无。
⑦沾血：无。有：穿刺、置管：淡、全血。
⑧皮肤至硬膜外隙深度____ cm。导管插入深度____ cm。
⑨导管插入情况：顺利、不顺利。原因：</td></tr>
</table>

椎管内麻醉操作	①穿刺时病人体位：坐，右左侧卧，俯卧。②穿刺点：第一点_____间隙。成功，失败，穿破。第二点_____间隙。成功，失败，穿破。③直人法，侧人法，斜面：向头，向骶，向侧。④黄韧带感觉：明显，尚明显，不明显。⑤负压：大，小，无。搏动：大，小，无。	⑥注射阻力：很松，尚松，不松。回流：多，少，无。⑦沾血：无。有：穿刺、置管：淡、全血。⑧皮肤至硬膜外隙深度____ cm。导管插入深度____ cm。⑨导管插入情况：顺利、不顺利。原因：麻醉平面：手术始：上达___　下达___　手术毕：上达___　下达___

全麻操作	口插管	双腔管（左右）	盲插	导管 ID	麻醉诱导期：满意 呛咳 发绀 呕吐 喉痉挛 激动		
	鼻插管（左、右）	纤维镜	带管芯插	插管困难	其它		
麻醉期间并发症	牙齿损伤	舌下坠	气胸	高血压	心跳骤停	喉返 N 阻滞	全脊麻
	粘膜损伤	支气管痉挛	缺氧	低血压	局麻药过敏	霍纳氏症	硬膜穿破
	误吸	急性肺水肿	CO_2 蓄积	心律失常	局麻药中毒	脊 N 广泛阻滞	其他
	呕吐	肺栓塞	呼吸停止	心衰	膈 N 阻滞	硬膜外导管折断	

特殊病人麻醉及麻醉异常情况分析总结	
说明	1. 安／异／地／七：指各类氟烷 2. 司／爱／万／阿：指肌松药的第一字 3. 病人送往：1. 2. 3.　1 指病房　2 指恢复室　3 指重症监护室 4. 评分标准按照《临床麻醉管理与技术规范》

麻醉总结审阅者_____麻醉总结者_____

附件6：

浙江省_____医院
麻醉后恢复室记录单

□公费　　□医保　　□自费

编号

（此单为麻醉记录单附页，诊断、手术名称详见麻醉记录单）

姓名_____年龄_____性别_____床号_____住院号_____

麻醉方法：全麻、全麻加、硬膜外、硬膜外加、腰麻、颈丛、臂丛、骶麻、其他_____

一　般　记　录							特　殊　记　录							
时间	意识	BP (mmHg)	HR (bmp)	RR (bmp)	吸氧 (L/min)	SpO₂ (%)	控制呼吸			吸痰	瞳孔		膀胱冲洗	麻醉平面	病情与处理记录
							Vt	f	FiO₂		大小	对光反应			

小结：总入量_____ml　其中：晶体_____ml　胶体_____ml　红细胞/血浆_____ml

总出量_____ml　其中：尿量_____ml　引流液_____ml　其他_____ml

麻醉复苏室评分：入室_____分　　出室_____分　　出室后去向：病房　ICU　离院

术后镇痛（有.无）：方式：静脉　硬膜外　其他_____

镇痛液配方：_____

注意事项：1.气道通畅　2.呼吸循环抑制　3.苏醒迟缓　4.恶心呕吐　5.尿潴留　6.过敏反应　7.其他_____

镇痛医师签名_____麻醉后恢复室医师签名_____护士签名_____

日期：20　年　月　日

附件 7：

麻醉术后观察记录

观察时间	呼吸抑制		再插管		循环稳定		咽喉痛		恶心呕吐		声音嘶哑		下肢肌力恢复		穿刺点压痛		脊麻后头痛		尿潴留		
	有	无	有	无	是	否	有	无	有	无	有	无	是	否	有	无	有	无	有	无	导尿
	有	无	有	无	是	否	有	无	有	无	有	无	是	否	有	无	有	无	有	无	导尿
	有	无	有	无	是	否	有	无	有	无	有	无	是	否	有	无	有	无	有	无	导尿

其他特殊情况及处理：

麻醉术后镇痛观察记录

镇痛方案：PCEA（　　　）；PCIA（　　　）；其他

观察时间	痛觉评分（VAS）		嗜睡		恶心		呕吐		瘙痒		尿潴留		
	安静时	活动时	有	无	有	无	有	无	有	无	有	无	导尿
			有	无	有	无	有	无	有	无	有	无	导尿
			有	无	有	无	有	无	有	无	有	无	导尿
			有	无	有	无	有	无	有	无	有	无	导尿

其他特殊情况及处理：

麻醉医生签名_____

注：麻醉术后观察记录要求在术后 24 小时内完成，若无麻醉相关并发症发生，观察记录一次即可；麻醉术后镇痛观察记录需观察两天，每天一次；若发现有麻醉相关并发症，应及时通知经治医师共同处理，并继续观察至病情好转为止。记录时请在观察项目下打钩即可。

镇痛评分：向患者充分介绍 VAS 的相关知识，记录相应时点的 VAS 值。评分标准：0 分无痛；10 分强烈疼痛；1－3 分轻度疼痛；4－6 分中度疼痛；7－10 分重度疼痛。

附件 8：

浙江省＿＿＿＿＿＿医院手术室外麻醉知情同意书

姓名 ＿＿＿＿＿＿＿＿ 性别 ＿＿＿＿ 年龄 ＿＿＿＿ 门诊（住院）号 ＿＿＿＿＿＿＿

临床诊断 ＿＿＿＿＿＿＿＿＿＿＿＿＿＿＿ 拟行诊疗方式 ＿＿＿＿＿＿＿＿＿＿＿＿＿

麻醉方式：□全凭静脉麻醉　□硬膜外麻醉　□其他

由于医学检查和治疗的需要,为了减轻患者痛苦,使医学检查和治疗能顺利地进行,患者及其家属要求施行麻醉。麻醉和麻醉操作在通常情况下是安全的,但由于个体差异,虽然在麻醉前已经采取力所能及的预防措施,也有可能发生各种难以避免的麻醉意外和并发症。现告知如下,**包括但不限于：**

- 患者因个体差异等特殊情况对麻醉或相关药物发生过敏、中毒等不良反应,导致休克、心跳呼吸骤停、脑死亡和严重多脏器功能损害等。
- 围术期发生恶心、呕吐、反流、误吸、喉水肿、喉痉挛、气道梗阻导致窒息,危及生命。
- 呼吸抑制、肺部感染、严重心律失常等导致心肺功能障碍、衰竭。
- 因麻醉加重已有的疾病或诱发隐匿性疾病,如哮喘、心脑血管意外等。
- 全麻和抢救气管插管时发生插管困难、插管失败、牙齿脱落、唇、舌、喉、气管等损伤、喉水肿、声嘶、全麻后苏醒延迟。必要时需进行紧急气管切开术。
- 发生术中知晓、术后回忆和术后认知功能障碍。
- 有关麻醉药物的副反应。
- 授权麻醉科医师在病人病情治疗必要时使用自费麻醉和抢救药品及物品。
- 其他难以预料的并发症和意外。

我院麻醉科医师将根据患者病情,切实做好麻醉前准备,按麻醉操作技术规范认真作好麻醉及防范措施,以良好的医德医术为患者施行麻醉,力争将麻醉风险降低到最低限度。

上述情况医师已讲明,并对患方提出的问题又作了详细的解答,经慎重考虑,患者及家属对麻醉可能出现的风险表示充分的理解,并选择施行麻醉;有关注意事项医师也作了告知,并收到《手术室外麻醉注意事项》书面资料一份,签字为证。

患者（家属代表）签名 ＿＿＿＿＿＿＿＿＿＿ 联系电话 ＿＿＿＿＿＿＿

麻醉科医师签名 ＿＿＿＿＿＿＿

20　年　月　日　时　分

附件9：

浙江省＿＿＿＿＿＿＿＿医院手术室外麻醉小结单

入室情况：体重＿＿＿＿kg　术前禁食禁饮（□已禁　□未禁）

ASA　Ⅰ　Ⅱ　Ⅲ　Ⅳ　Ⅴ　Ⅵ　E

BP＿＿＿＿mmHg　SpO₂＿＿＿%　HR＿＿次/min　R＿＿次/min

麻醉经过：麻醉方式（□全凭静脉麻醉　□硬膜外麻醉　□其他＿＿＿＿＿＿＿）

麻醉开始时间＿＿＿＿＿＿

□**常规监测**（BP　HR　R　SpO₂　ECG）　　麻醉效果（1　2　3　4）

生命体征（□平稳　□轻度波动　□明显波动）

呕吐（□无　□有）　呼吸停顿（□无　□有）　心律失常（□无　□有）

其他：

术中用药：咪达唑仑针＿＿＿＿mg　丙泊酚针＿＿＿＿mg　芬太尼/瑞芬/舒芬针＿＿＿＿μg

依托咪酯针＿＿＿＿mg　阿托品针＿＿＿＿mg　麻黄碱针＿＿＿＿mg

利多卡因针＿＿＿＿mg　布比卡因针＿＿＿＿mg　罗哌卡因针＿＿＿＿mg

氟马西尼针＿＿＿＿mg　输液：＿＿＿＿ml　其他：

复苏经过：开始复苏时间＿＿＿＿＿＿＿＿生命体征（□平稳　□轻度波动　□明显波动）

离室情况：离室时间＿＿＿＿＿＿＿＿　恢复评分＿＿＿＿分

BP＿＿＿＿＿＿mmHg　SpO₂＿＿＿%　HR＿＿次/min　R＿＿次/min

麻醉中特殊情况及处理措施：

麻醉科医师签名＿＿＿＿＿＿＿＿

20　年　月　日　时　分

附件 10：

深静脉穿刺置管术知情同意书

姓　　名		性别		年龄		科别		病案号	
主要诊断									

　　现因病情需要，拟进行深静脉穿刺置管术。但该操作为有创性操作，操作过程中可能出现下列并发症、风险及意外情况：

　　1. 麻醉药物过敏致休克、心搏骤停；

　　2. 损伤邻近大血管致大出血、休克，或局部血肿、假性动脉瘤、动静脉瘘形成；

　　3. 神经损伤，引起感觉运动功能障碍；

　　4. 气胸、血气胸、乳糜胸、胸导管及临近器官损伤；

　　5. 空气栓塞；

　　6. 心律失常、心搏骤停；

　　7. 心脏损伤、穿孔，心包填塞；

　　8. 导管异位、打结，导管或导丝断裂；

　　9. 因穿刺困难需更换穿刺部位，及最终操作失败；

　　10. 穿刺部位静脉血栓形成；

　　11. 导管堵塞、滑脱，导管相关感染，严重时导致败血症；

　　12. 导管可能因使用时间长或其他原因需反复穿刺置管；

　　13. 其他目前尚难以预见或罕见的意外情况及并发症。

　　以上情况严重时需要手术介入处理，甚至可危及生命。医生将严格按照操作规范仔细进行，加强监测，并做相应的防范和抢救措施，力争将风险降低到最低限度，但仍不能完全避免上述情况的发生。

　　患者、患者家属或患者的法定监护人、授权委托人意见：

　　☐有关深静脉穿刺置管术的目的以及可能存在的风险性和不良反应，医护人员已经向我们详细告知，我们理解，受医学科学技术条件局限，在行深静脉穿刺置管术过程中上述风险是难以完全避免的。

　　☐我＿＿＿＿＿＿（"同意"或"不同意"）实施深静脉穿刺置管术，并自主自愿承担可能出现的风险。若在行深静脉穿刺置管术期间发生意外紧急情况，＿＿＿＿＿＿（"同意"或"不同意"）接受贵院的必要处置。

　　患者签名：　　　　　　　　　　　　签字时间：20　年　月　日　时　分

　　如果患者无法签署知情同意书，请其授权的亲属在此签名：

　　患者授权亲属签名：　　　　与患者关系：　　　签字时间：20　年　月　日　时　分

　　医师陈述：我已经告知患者、患者家属或患者的法定监护人、授权委托人有关深静脉穿刺置管术的目的以及可能存在的风险性和不良反应，并解答了关于深静脉穿刺置管术相关的问题。

　　医师签字：　　　　　　　　　　　　签字时间：20　年　月　日　时　分

　　操作记录：

操作医师签字：
20　年　月　日　时　分

附件 11：

浙江省_____医院紧急气管插管知情同意书

姓名：　　　性别：　　年龄：　　病床号：　　　住院号：

　　1.临床诊断：

　　2.患者因病情需要拟行紧急气管插管术,在操作过程中发生以下并发症可能：

　　患者因个体差异等原因对麻醉药物(局部麻醉药物、镇静药物、镇痛药物和肌肉松弛剂等)和/或其他相关药物发生过敏和中毒等不良反应,导致原有病情加重、休克、心跳呼吸骤停、严重多脏器功能损害和死亡等严重后果。

　　低氧血症、二氧化碳蓄积和咽喉镜刺激等极有可能导致反射性的心脏停搏。

　　气管插管诱发隐匿性疾病,如哮喘、心脑血管意外等的发作。

　　气管插管导致牙齿脱落、唇、舌、喉、气管等器官损伤、喉水肿和声嘶等并发症。

　　发生恶心、呕吐、反流、误吸和喉痉挛等,致使气道梗阻、呼吸抑制、呼吸停止和肺部感染等呼吸道相关并发症。

　　气管插管失败,以及其他难以预料的并发症和意外。

　　我院医务人员将以良好的医德医术为患者施行气管插管,力争将风险降低到最低限度。

　　主管医师签名：

　　　　年　月　日　时　分

　　上述情况已经了解,经慎重考虑,患者及家属对气管插管的风险性和可能出现的并发症表示充分的理解,同意实施气管插管,签字为证。

　　患者(家属代表)签字：　　　　　　　　　　与患者关系：

　　　　　　　　　　　　　　　　　　　　　　　年 月 日 时 分

气管插管后记录：

　　　　　　　　　　　　　　　　　　　操作医师签字：

　　　　　　　　　　　　　　　　　　　　　年　月　日　时　分

第五章

局部浸润麻醉

将局麻药沿手术切口线分层注入组织内,以阻滞组织中的神经末梢而达到麻醉作用的方法,称为局部浸润麻醉。

第一节　适应证与禁忌证

一、适应证

1.体表手术。
2.用于全麻患者术后镇痛。
3.介入性检查的麻醉。

二、禁忌证

1.局部麻醉药过敏患者。
2.精神状态异常者和不合作患者。
3.感染部位。

第二节　麻醉前准备

1.询问过敏史,必要时应做皮试。
2.手术时间过长或精神过度紧张者,术前30min可给适量镇静剂。
3.用药前仔细核对药物名称、浓度及剂量。

第三节　实施方法

1.在切口的一端以7号长针头斜面紧贴皮肤,进入皮内以后推注局麻药液,做皮内注射,使局部皮肤呈橘皮样皮丘。
2.再经皮丘做沿切口线的皮内浸润,形成一条皮丘带。
3.皮丘完成后,以长针作逐层皮下、肌层浸润,使整个手术区域达到充分浸润。若需浸润远方组织,穿刺针应由上次已浸润过的部位刺入,以减少穿刺疼痛。注射局麻药液时应加压,使其在组织内形成张力性浸润,与神经末梢广泛接触,以增强麻醉效果。

第四节 注意事项

1.为防止局部麻醉药误入血管内,注药前应仔细回抽。局麻药液注射完毕后须等待4～5min,使局麻药作用完善后,方可进行手术。

2.尽量用低浓度、小剂量,以减低局部麻醉药的毒性作用。

3.采用分次浸润方法,避免一次使用时其血药浓度超过耐量。

4.注入局麻药要逐层浸润,肌膜下和骨膜等处神经末梢分布最多,局麻药剂量应加大,必要时可提高浓度。

第五节 并发症及处理

1.中毒反应(又称毒性反应)。

(1)原因:绝对过量与相对过量。前者指一次注射量超过最大剂量值,后者系药物吸收、分解变化而致的总注射量虽未超过安全值,但血液中局部麻醉药浓度已达到引起毒性反应水平。

(2)症状:主要为中枢神经系统由兴奋到抑制,最后致循环系统衰竭的一系列由轻渐重的临床表现。

①轻度中毒症状:如醉汉、多语吵闹、眼球震颤、血压增高、脉搏增快,也可出现嗜睡、脉弱、血压下降等症状。

②中度中毒症状:烦躁不安、头痛、视物模糊、呕吐、颜面肌肉震颤、血压升高、脉搏减缓、伴有缺氧和脊髓刺激症状。

③重度中毒症状:除以上体征外,同时出现肌震颤、肌肉痉挛、抽搐等症状。

(3)治疗:

①立即停止用药。

②给氧。

③保持呼吸道通畅,加强通气。

④兴奋、痉挛患者应静脉注射咪达唑仑或丙泊酚,也可缓慢静脉注射2.5％硫喷妥钠,直至痉挛停止,如仍不能控制痉挛,则应静脉注射琥珀胆碱或非去极化肌松药行气管插管控制呼吸,避免缺氧。

⑤循环支持。

⑥必要时给予肾上腺皮质激素、脂肪乳剂等,以改善患者的全身情况。

2.高敏反应。接受少量局部麻醉药即出现毒性反应者,称高敏反应。高敏反应的特点是剂量与症状极不相称,除一般毒性反应症状和体征外,也可突然发生晕厥、呼吸抑制甚至循环虚脱。高敏反应的发生常与患者的病理生理状况及周围环境的影响有关,如脱水、酸碱失衡、感染及室温过高等,其治疗与中毒反应处理相同。

3.变态反应(过敏反应)。

(1)原因:局部麻醉药作为一种附着素,与蛋白或多糖结合后,成为一种产生抗体的抗原,从而在再次使用该药时,产生抗原-抗体反应。

(2)局部症状可见荨麻疹、湿疹、皮肤神经性水肿,重者可发生喉水肿、支气管痉挛、过敏性休克和昏迷等。上述症状可在注射后立即发生,亦可延迟发生。

(3)治疗:给氧、输液、皮下、肌肉注射或静脉注射肾上腺素,静脉注射地塞米松或甲强龙。循环出现障碍者,给予循环支持。

第六章

颈丛神经阻滞

将局部麻醉药注入颈丛神经干/丛周围使其所支配的区域产生神经传导阻滞的麻醉方法称为颈丛神经阻滞麻醉,称为颈丛神经阻滞。

第一节 适应证与禁忌证

1.适应证。

适合颈部手术。

2.禁忌证。

(1)患者拒绝接受或不能合作者。

(2)注射部位感染或严重的全身感染性疾患者。

(3)颈部巨大肿块压迫气管,或伴有气管移位者。

(4)难以保证上呼吸道通畅者(相对禁忌)。

(5)精神极度紧张及小儿患者。

第二节 麻醉前准备

1.向患者解释麻醉有关问题,取得患者术中合作。

2.可适当应用镇静剂。

3.准备好麻醉器具及供氧、气管插管用具。

第三节 实施方法

1.体位。

患者仰卧去枕,头偏向对侧,后仰,双手自然放于身体两侧。操作者立于患侧。

2.定位。

患者抬头转向健侧,显露胸锁乳突肌,定其后缘中点,即相当于 C_4 横突。

3.常规消毒。

4.穿刺与注药。

(1)颈浅丛阻滞:自胸锁乳突肌后缘中点作皮丘,当穿刺针遇有轻微阻力时,即相当于颈前肌筋膜,亦即颈浅丛神经穿出处(回抽无血或液体),注射局部麻醉药 5~10ml。

(2)颈深丛阻滞:在乳突尖下 1~1.5cm 处为 C_2 横突尖,作皮丘后经皮丘垂直刺入,触到

骨质感为 C_2 横突,稍许后退回抽无异后注药 3～4ml。在胸锁乳突肌及颈外静脉交叉点附近,用手指按压可摸到 C_4 横突。在上述两点之间作皮丘后垂直进针,刺到骨质,即为 C_3 横突,各注药 3～4ml,即完成一侧颈深丛神经阻滞。

(3)改良颈丛阻滞法(一针法):依前述定位方法,在 C_4 或 C_3 点穿刺,当针尖到达横突,抽吸无回血后,可将一次量局部麻醉药注入 6～8ml,然后将针尖退至皮下,抽吸无回血后可一次注入局部麻醉药 6～8ml。

(4)常用局麻药:

1％利多卡因与 0.1％～0.15％丁卡因混合液;

1％利多卡因与 0.25％布比卡因混合液;

0.25％罗哌卡因。

5.注意事项。

(1)操作者必须熟悉颈丛神经及邻近组织的解剖关系,防止误伤和误入硬膜外腔及蛛网膜下腔。

(2)注意局麻药用量,以防局麻药中毒。

6.并发症及处理。

(1)全脊麻及高位硬膜外阻滞:一旦发生立即支持呼吸和循环,面罩加压给氧,呼吸停止者立即气管插管,人工呼吸,合并低血压加快输液及应用血管收缩药。

(2)膈神经麻痹:阻滞时累及膈神经(由 C_4 及 $C_{3,5}$ 小分支组成),出现胸闷、呼吸困难,吸氧后即缓解。

(3)局部麻醉药中毒反应:由于误入血管,或颈部血运丰富导致吸收过快所致。处理参照本篇第五章第五节内容。

(4)喉返神经阻滞:可有声音嘶哑或失音,亦可有轻度呼吸困难,吸氧可缓解,短时间内可自行恢复。

(5)霍纳氏症候群:表现为患侧眼睑下垂,瞳孔缩小,眼球下陷,眼结膜充血,鼻塞,面微红,不出汗等症状。这些均系星状神经节阻滞所致,一般不需处理,可自行恢复。

第七章

臂丛神经阻滞

臂丛神经阻滞麻醉是将局部麻醉药注入臂丛神经干周围使其所支配的区域产生神经传导阻滞的麻醉方法称为臂丛神经阻滞麻醉。

第一节　适应证与禁忌证

1.适应证。

适应手、前臂、上臂及肩部各种手术。

2.禁忌证。

(1)穿刺部位有炎症或感染。

(2)患者不合作。

第二节　麻醉前准备

1.向患者解释麻醉有关问题,取得患者术中合作。

2.可适当应用镇静剂。

3.准备好麻醉器具及供氧、气管插管用具。

第三节　实施方法

1.肌间沟阻滞法。

(1)定位:患者去枕仰卧,头偏向对侧,上肢紧贴体旁,显露患侧颈部。在锁骨上方胸锁乳突肌后缘触及前、中斜角肌与肩胛舌骨肌共同形成的一个三角形间隙即为肌间沟,臂丛神经经过此沟下半部。

(2)穿刺点:于锁骨中点上 1～2 横指(约 2～3cm)处可触及前、中斜角肌的间隙,此处即为穿刺点。若患者肥胖或肌肉欠发达,则离锁骨上 2～3cm 处的肌间沟为穿刺点。

(3)麻醉操作:颈部皮肤常规消毒铺巾。右手持 3～4cm 的 22G 穿刺针于穿刺点垂直刺入皮肤,并略向下和向后方推进(相当第七颈椎方向),穿过浅筋膜后有突破感,在横突附近找异感,或采用神经刺激仪和超声引导定位,以提高神经阻滞成功率。穿刺成功后,回抽无血无脑脊液,一次注入局麻药 15～20ml。

2.腋路臂丛神经阻滞法。

(1)定位:患者仰卧,患肢外展 90°,屈肘 90°,前臂外旋,手背贴床且靠近头部举手,呈行军礼状,使腋窝完全暴露。在腋窝处摸到腋动脉搏动点,再沿动脉上摸至胸大肌下缘处动脉搏动点,取动脉搏动最高点为穿刺点。

(2)麻醉操作:皮肤常规消毒铺巾。摸到腋动脉最高点,左手固定腋动脉,右手持22G穿刺针(或5号半针头),斜向腋窝方向动脉旁刺入;穿刺针与动脉呈20°夹角,缓慢推进,直到出现刺破纸样的落空感,表明针尖已刺入腋部血管神经鞘内;松手,若针随动脉搏动而左右摆动,左手即可固定好针头;或采用神经刺激仪和超声引导定位,明确穿刺部位后,接注射器回抽无血,注入局部麻醉药20~30ml。注射完毕拔出穿刺针,在腋部可摸到一条梭状包块,证明局麻药注入腋鞘。

3.锁骨上阻滞法。

(1)定位:患者仰卧位,去枕,头转向对侧,双臂靠于体旁,锁骨中点上方1cm处即为穿刺点。

(2)麻醉操作:皮肤常规消毒。于穿刺点作一皮丘,注射器接7号注射针,经穿刺点刺入皮肤。针尖向内、向后、向下推进,进针1~2cm后可刺中第一肋骨表面,在肋骨面上寻找异感,或采用神经刺激仪和超声引导定位。明确穿刺部位后注入局部麻醉药15~20ml。在寻找第一肋骨时,不可刺入过深,以免造成气胸。

第四节 常用药物和剂量

1.0.1%~0.15%丁卡因+1%利多卡因混合液,用量:20~30ml。

2.0.25%布比卡因+1%利多卡因混合液,用量:20~30ml。

3.0.25%~0.5%罗哌卡因,用量:20~30ml。

第五节 常见并发症与处理

1.局部麻醉药毒性反应。

局麻药用量过大或误入血管。处理参照本篇第五章第五节内容。

2.出血及血肿。

各径路穿刺时,均可能分别刺破颈内外静脉、锁骨下动脉、腋动静脉,从而引起出血。如穿刺时回抽有血,应拔针压迫局部止血,然后改变方向再穿刺。

3.霍纳氏(Horner)综合征。

多见于肌间沟阻滞,主要是星状神经节受阻滞所致,临床症状表现为同侧眼睑变小、瞳孔缩小、眼球后退、颜面少汗、潮红等症状。一般不需特殊处理,可自行恢复。

4.膈神经麻痹。

多发生于锁骨上法和肌间沟法,可出现胸闷、气短、通气量减少。可吸氧或辅助呼吸处理。

5.声音嘶哑。

可发生于肌间沟及锁骨上法,主要是喉返神经受阻滞所致,所以在麻醉操作时,注射局部麻醉药压力不要过大,药量不宜过多,两侧阻滞时尤应注意。

6.高位硬膜外阻滞或全脊麻。

肌间沟法进针过深,穿刺针从椎间孔进入硬膜外或蛛网膜下腔,发生全脊麻,应立即抢救。处理参照本篇第六章第三节内容。

7.气胸。

阻滞后患者出现憋气感时,须考虑有气胸可能,X线检查可确诊。

处理:肺压缩<20%,可卧床休息,对症处理,密切观察,待其自然恢复;肺压缩>20%,应使用闭式引流术。

第六节　臂丛神经阻滞技术进展

1.臂丛神经阻滞技术进展:使用神经刺激仪和超声引导下的神经阻滞技术。

2.相对传统的方法显示了较大的优势:多径路、定位准确、舒适度提高、镇痛完全、并发症少等特点。

3.注意要点:麻醉医师应熟悉神经刺激仪和超声的原理和操作方法,操作前尽量利用解剖体表和骨性标志定位以提高成功率和减少并发症。

超声引导下神经阻滞见第三篇第八章。

第八章

超声引导下神经阻滞和血管穿刺技术

第一节　超声引导下神经阻滞技术

超声引导下神经阻滞是指麻醉医师通过超声成像技术直接观察神经及其周围的结构,在实时引导下穿刺至目标神经周围进行局麻药注射,超声可观察到局麻药的整个扩散过程,从而精确地阻滞目标神经。

一、优缺点

1.优点。

(1)操作时患者更舒适。解剖定位盲法穿刺过程中常常需要患者有异感提示,神经刺激仪引导下穿刺患者会有明显的触电感,这些都会造成患者的不适。而当患者解剖异常、定位困难时,常常需要反复穿刺,会给患者造成很大的痛苦。超声引导下神经阻滞这种可视化操作极大地减轻了患者的痛苦,提高了成功率。

(2)降低局麻药用量。超声引导下可以精确定位目标神经位置,可实现多点注射,局麻药在神经周围的扩散更加充分均匀,可减少麻醉药总用量。

(3)并发症更少。超声可以显示神经、血管、胸膜及其周围重要组织,实时的穿刺引导,实时观察局麻药的扩散情况,避免了神经损伤、误入血管和刺破胸膜等造成局麻药中毒、血肿形成、气胸等各种严重并发症的发生。

(4)便于教学与演示。超声可视化直观显示局部结构,初学者结合解剖知识加以学习,体会更加深刻。

2.缺点。

(1)超声设备昂贵,对于基层医院的技术开展和应用普及仍存在困难。

(2)超声引导技术仍缺乏规范化培训,不合理地超声应用容易引起严重的不良后果。

二、适应证与禁忌证

1.适应证。

(1)颈丛、臂丛神经及其分支阻滞。

(2)股神经、坐骨神经及其分支阻滞。

(3)腰丛神经阻滞。

(4)椎旁及肋间神经阻滞。

（5）腹横肌平面阻滞、腹直肌鞘阻滞。

（6）其他可在超声下成像的神经阻滞等。

2. 禁忌证。

（1）穿刺部位有炎症或感染。

（2）神经超声成像不清。

（3）凝血功能严重障碍者慎用。

（4）电击伤或存在神经损伤者慎用。

三、超声引导下神经阻滞基本步骤

1. 开机后，用探头在患者需进行神经阻滞的部位进行扫查，确定目标神经与周围组织（特别是血管）的关系，确定进针的位置。探头和皮肤之间需使用超声耦合剂。

2. 穿刺部位常规消毒、铺巾。

3. 探头上涂适量耦合剂，装入无菌保护套，固定妥当。抽好药液的注射器、连接管、穿刺针等连接妥当备用。

4. 将探头置于需阻滞部位，用无菌耦合剂实现探头、保护套和皮肤表面之间的声学耦合。若无耦合剂，也可用无菌的生理盐水代替。

5. 扫描出神经及周围组织成像，判断目标神经位置。

6. 进针角度视需阻滞神经位置而定，用测量键量出进针距离，确认穿刺针行走径路。

7. 穿刺开始进针时减慢速度，看到针尖显像方可前进。

8. 针尖临近目标神经时，可适量注入药液1～2ml，观察药液扩散情况，以帮助判断针尖位置，并有助于分离神经与周围组织。确认到达目标位置后缓慢推注药液，并在超声成像下实时观察。

四、超声引导下神经阻滞的注意事项

1. 熟悉相应部位解剖：了解神经与周围血管、肌腱、骨骼等组织的位置关系。

2. 选择合适的探头频率，调整好深度和增益，以获得最佳清晰的图像。一般浅层组织宜选用高频探头，深层组织宜选用低频探头。

3. 超声声束纤细，轻微的移动便可使穿刺针离开视野，实时引导下进针必须保证针尖的显示良好，以免造成不良并发症。

4. 注药前应回抽观察是否有回血，必要时行多普勒检查。超声引导即使经验丰富的麻醉医生，如果疏忽也会发生血管内注射，因此标准的安全措施也不应该减少。

5. 注药时若感觉阻力较大应重新调整位置，防止神经鞘内高压注射，引起神经损伤。

6. 注药时应密切观察患者生命体征及主诉情况，若有异常，应马上停止操作并排查原因，及时处理。

具体神经阻滞技术操作请见各相关章节。

第二节　超声引导下血管穿刺技术

一、优缺点

相对于传统的解剖定位，超声引导下的血管穿刺具有更大的可靠性和安全性，同时降低并

发症的发生率,尤其对小儿、肥胖、水肿、低血压、脱水等患者。如果使用传统的解剖定位法,由于定位困难,血管条件差,常需反复穿刺,可能出现误穿血管、气胸、血肿、栓塞、感染等并发症。在超声引导下可以准确定位血管位置,及时发现血管变异以及血管是否存在血栓,避免穿刺血管错误、反复穿刺以及盲目穿刺等风险意外。

二、适应证和禁忌证

超声引导下血管穿刺技术可提高穿刺的安全性和有效性,适用于各种途径的动脉和静脉穿刺置管。当超声图像显示不清时,需慎用。

三、超声引导下血管穿刺的基本步骤

1.开机后,先用探头在患者需进行穿刺的部位进行扫查,确定血管及进针的位置。探头和皮肤之间需使用超声耦合剂。

2.穿刺部位常规消毒、铺巾。

3.探头上涂适量耦合剂,装入无菌保护套,固定妥当。用无菌超声耦合剂实现探头、保护套和皮肤表面之间的声学耦合,若无耦合剂,也可用无菌的生理盐水代替。

4.将探头置于需穿刺部位,横切扫描出穿刺血管的横断面,纵切扫描出穿刺血管的走向,同时了解血管有无变异、有无血栓、斑块等异物。

5.进针角度视需穿刺血管位置而定,用测量键量出进针距离,确认穿刺针行走径路。

6.穿刺针尽量贴近探头,开始进针时减慢速度,看到针尖方可前进。

7.针尖穿入血管后回抽见血液,确认穿刺成功后进行下一步置管操作,置管完成后可用探头扫描血管纵断面进一步确认。

四、超声引导下血管穿刺的注意事项

1.熟悉相应部位解剖:了解血管走向,以及与周围组织的位置关系,同时需鉴别动脉、静脉和淋巴结等周围组织的差别,必要时可采用多普勒超声、M型超声成像等方法来鉴别。

2.选择合适的探头频率,调整好深度和增益,以获得最佳清晰的图像。临床上一般选择128以上阵元,频率6～13MHz的高频线阵探头。

3.在穿刺过程中,持探头的手需要调节图像使血管及针尖能够清晰显示,持穿刺针的手调节穿刺针方向和深度,一般应显示针尖压迫血管前壁造成的切迹。必须保证针尖的显示良好,以免造成不良并发症。超声引导失败的主要原因是操作者的手眼协调不足,这一点可通过模拟训练来解决。

4.在置管之前,特别是置入大口径留置导管前,应在超声下确认导引钢丝是否在目标血管内。

相关动静脉穿刺术适应证、禁忌证、血管定位及具体操作方法参见本篇"第二十章　动静脉置管术"。

第九章

蛛网膜下隙阻滞

将局麻药注入腰椎蛛网膜下隙,使该部位脊神经根、背神经节及脊髓表面部分被阻滞,称为蛛网膜下隙阻滞,又称脊椎麻醉,简称腰麻。

第一节　适应证与禁忌证

一、适应证

适用于下腹部、下肢、会阴部、肛门、直肠及泌尿系、盆腔手术。

二、禁忌证

1.绝对禁忌证。

休克、严重全身性感染、中枢神经系统疾病、颅内高压症、凝血功能异常、严重水电解质及酸碱紊乱、恶病质、穿刺部位感染及脊椎畸形外伤、脊髓肿瘤患者。

2.相对禁忌证。

老年、心脏病、高血压患者。

第二节　麻醉前准备

1.按常规禁食禁水。

2.备好应急抢救器具及药品。

3.术前用药原则与其他麻醉方法相同。

第三节　实施方法

1.体位。

侧卧位(下肢手术患侧朝下),背部近手术台边缘,并与地面垂直;头前屈并垫一高枕;背屈,抱膝位。

2.定位。

二髂棘最高点连线与脊柱相交处为第四腰椎棘突或第3、4腰椎间隙,穿刺点可选择腰3~4或腰2~3椎间隙。

3.穿刺方法。

(1)直入法:于穿刺间隙中心做皮丘及局部浸润麻醉后,左手拇指、食指固定皮肤,右手持针(22G号,长10cm)刺入,经皮肤、皮下组织、棘上、棘间韧带后,换双手持针,继续前行,遇黄韧带感阻力增加,一旦阻力消失表示进入硬膜外隙,穿过硬脊膜及蛛网膜有第二次减压感,抽去针芯有脑脊液流出即可证实进入蛛网膜下隙。

(2)侧入法:穿刺点离脊柱中线旁开0.5cm左右,穿刺针倾斜15°,向中线方向刺入,其余操作手法同直入法。

4.调整平面。

注药后,令患者轻缓翻身仰卧,以钝针刺激皮肤,检查感觉改变与消失区,并根据情况适当调整体位;在5～10min内按手术要求调节平面。鞍麻者可取坐位穿刺注药,使麻醉平面局限于会阴部。单侧下肢手术可让患者侧卧15min以上,平面固定后再翻身仰卧。

5.常用局麻药剂量及浓度见表3.9.1。

表 3.9.1　常用局麻药剂量及浓度

药名	剂量 (mg)	浓度%	配制法	潜伏期 (min)	固定时间 (min)	持续时间 (min)	小儿用量 (mg/kg)	消失 特点
普鲁卡因	50～150	3～10	5%普鲁卡因2～3ml	1～5	5～15	40～90	2.5	突然
丁卡因 葡萄糖 麻黄碱	5～15	0.3～1	1%丁卡因0.5～1.5ml 10%GS 1ml 1%麻黄碱0.5～1ml	5～10	10～20	120～180	0.25	逐渐
利多卡因 葡萄糖	40～120	2～5	2%利多卡因2～6ml 10%GS 0.5ml	3～5		40～120	2	逐渐
布比卡因 葡萄糖	7.5～15	0.25～ 0.5	0.75%布比卡因2ml 10%GS 1.5～2ml	3～5	5～10	180～600	0.2	逐渐
罗哌卡因 葡萄糖	7.5～15	0.25～ 0.5	0.75%罗哌卡因2ml 10%GS 1.5～2ml	3～5	5～10	120～300		逐渐

第四节　并发症与处理

1.低血压。

原因:(1)交感神经阻滞,血管扩张,血容量相对不足。

(2)牵拉内脏引起迷走神经反射,致心率减慢,血压下降。

处理:(1)暂停手术。

(2)吸氧,加速补液。

(3)麻黄碱5～10mg静脉注射。

(4)内脏牵拉反应合并心率减慢者,可给阿托品0.5～1mg静脉注射,严重心率缓慢者合并血压下降,可使用血管活性药。

2.呼吸抑制。

原因:麻醉平面超过T_4,可致肋间肌麻痹;超过C_4,可引起膈肌麻痹;全脊麻时,肋间肌与膈肌同时麻痹,呼吸停止。

处理:面罩供氧,全脊麻应立即气管插管人工呼吸,同时维持循环稳定。

3.恶心呕吐。

原因:低血压,内脏牵拉,脑缺氧,呕吐中枢兴奋,交感神经阻滞,副交感神经兴奋,肠蠕动亢进。

处理:吸氧,纠正低血压,心率缓慢可使用阿托品 0.5~1mg 静脉注射,可使用抗呕吐药。

4.腰麻后头痛。

症状:术后 1~3 天内发生,以前额、枕部为甚。抬头、坐、直立位时疼痛加剧。

处理:消除顾虑,做好解释工作;绝对去枕平卧休息,饮水、补液;必要时给镇静、镇痛剂。

5.尿潴留。

多数系手术刺激所致,应在其他因素排除后,方可确认与蛛网膜下隙阻滞有关。治疗可行按摩、针刺,必要时导尿。

第十章

硬膜外隙阻滞

硬膜外隙神经阻滞又称硬膜外麻醉,系指将局麻药注入硬脊膜外隙使部分脊神经根阻滞的麻醉方法。阻滞范围呈节段性,肌肉松弛作用良好。硬脊膜外阻滞法分单次法和连续法。单次法麻醉时间有限制,连续法麻醉可根据手术需要追加药物延长麻醉时间。

第一节 适应证与禁忌证

1.适应证。
(1)腹部、盆隙、会阴部及下肢手术。
(2)疼痛治疗。
(3)颈部、胸部某些手术,但要慎重选择。
2.禁忌证。
(1)绝对禁忌证:与蛛网膜下隙阻滞相同。
(2)相对禁忌证:心脏病、高血压病、高龄。

第二节 麻醉前准备

麻醉前准备见第三篇第二章第一节。

第三节 实施方法

1.穿刺间隙选择见表 3.10.1。

表 3.10.1 硬膜外阻滞穿刺点选择

硬膜外阻滞穿刺点选择

手术部位	神经支配	穿刺点	置管方向
颈部、上肢	$C_3 - C_8$; $C_5 - T_{1-2}$	$C_6 - T_4$	向头
上胸壁	$C_4 - T_2$	$T_2 - T_5$	向头

续表

硬膜外阻滞穿刺点选择

手术部位	神经支配	穿刺点	置管方向
下胸壁	T_2-T_5	T_7-T_8	向头
上腹部(肝、胆、胃、脾)	T_6-T_{10}	T_8-T_{10}	向头
上腹部(十二指肠、肾)	T_6-T_{11}	T_8-T_{11}	向头
中腹部(输尿管、小肠、盲肠、结肠、疝)	T_6-T_{12}	T_9-T_{12}	向头
下腹部(阑尾)	$T_{10}-L_2$	T_9-L_2	向头
下肢	L_2-S_2	$T_{12}-L_1+L_3-L_5$	向尾或向头
盆腔(子宫、附件、膀胱)	L_2-S_2	$T_{12}-L_1+L_3-L_5$	向头或向尾
盆腔(直肠、宫颈癌)	$T_{10}-L_1$	$L_3-L_5+骶孔$	向头
腹、会阴	$T_{10}-L_1$	$T_{12}-L_1+L_4-L_5$	向头或向尾
会阴	L_2-S_4	L_2-L_4 或骶孔	向尾
足	L_5-S_2	L_2-L_4	向尾

2.体位。

同蛛网膜下隙阻滞。

3.定位。

(1)平髂棘最高点为腰 4 棘突或腰 3～4 间隙。

(2)平两肩胛下角连线为胸 7 棘突或胸 7～8 间隙。

(3)颈 7 棘突较长,可作为骨性标志。

4.穿刺前检查。

首先硬膜外穿刺包使用前,还应检查消毒标志、有效期和包装是否完整。同时检查硬膜外导管是否完整、通畅,硬度是否适中,刻度标记是否准确无误,并将导管以生理盐水冲洗。

5.穿刺方法。

(1)直入法:取 6 号针以穿刺中点作皮丘行皮下深层浸润麻醉后,换 9 号或 12 号粗针破皮;用左手拇指和食指固定皮肤,右手持 18G 或 16G 硬膜外穿刺针,沿破皮处进入皮肤及皮下组织后改双手持针。左手持针身,右手持针柄,缓慢前行。经棘上、棘间韧带、当穿刺针抵达黄韧带时,阻力增大并有韧性感,这时可将针芯取出,接上盛有生理盐水的注射器,有回弹感觉,一旦突破黄韧带,即有阻力顿时消失。临床上大多以穿过韧带的"落空感"作为判断进入硬膜外腔的主要方法。因此在穿刺过程中,掌握层次感非常重要。此时注入盐水无阻力,回抽无液体(脑脊液),注射器乳头内气泡搏动与脉搏搏动一致的,则证明针尖已达硬膜外隙。

(2)侧入法:穿刺点离中线 0.5～1cm,穿刺针倾斜 15°向头中线方向刺入,经皮肤、皮下组织、骶棘肌达黄韧带,其余操作见直入法。

穿刺针进入硬膜外隙后,无论单次法或连续法都必须注射试验剂量 3～5ml(小儿、老年及全身情况较差者减量)。密切观察患者,注入试验剂量 5min 后若无不良反应,经确认在硬膜外隙时,视情况可以一次或分次追加剂量,也可以先置管后注药,直至达到手术要求,必须强调:置管后及每次注药前都必须回抽,无回血或脑脊液方可注药。通常一次加预定全量麻醉效果最佳,但应注意麻醉平面和血压变化。

连续法置入硬膜外导管时不宜过深,留置深度不超过 3cm。

（3）高位硬膜外阻滞（穿刺部位在 T_6 以上）：用于颈、上肢、胸壁手术或疼痛治疗，操作者应具有一定经验，在严密监测下实施。试验剂量 1％利多卡因 3～5ml，以后按需要追加剂量，局麻药以低浓度的布比卡因、罗哌卡因等为宜。高位硬膜外阻滞现多主张慎用或不用。

第四节　并发症与处理

1. 全脊麻。

麻醉药误入蛛网膜下隙，即刻发现呼吸抑制，血压骤降，甚至呼吸心跳停止。

（1）预防：严格执行操作常规，试验量一次不超过 3～5ml，密切观察病情变化，注射试验量后应测定阻滞平面。

（2）处理：立即心肺脑复苏，呼吸循环支持（详见第三篇第二十四章）。

2. 局麻药误入血管。

出现不同程度的局麻药毒性反应。应注意患者的主诉及注药后反应，处理参照本篇第五章第五节内容。

3. 低血压。

对低血压的处理见第三篇第九章第四节。年老、体弱或有脱水患者，如有条件，在注药前先行适当补充液体，可预防或减少低血压的发生率。

4. 硬膜外隙血肿。

多由穿刺损伤或置管引起，有潜在凝血功能障碍者更易发生。临床表现为穿刺相应部位发热、疼痛及药效时限过后仍然出现的区域性感觉、运动障碍，重者出现截瘫。预后取决于早期确诊及及时手术减压情况。因此强调硬膜外阻滞麻醉后必须加强随访，一旦发现血肿应立即手术减压处理。

5. 神经损伤。

穿刺或置管都可引起，患者即刻出现放射性疼痛；术后有相应神经分布区域麻木、运动障碍或痛觉异常症状，需经数周或数月方能恢复。治疗以糖皮质激素、针灸、理疗综合疗法为宜。

6. 导管折断。

导管折断的原因：与操作不规范，导管质地不良有关。

导管折断的处理：由于遗留在硬膜外间隙的导管残端不易定位，即使采用不透 X 射线的材料制管，在 X 线平片上也难分辨，常致手术失败。而残留导管一般不会引起并发症，如一定要取出，会造成较大创伤，可以继续观察、随访。如果术毕即发现断管，且导管断端在皮下，可在局麻下作切口取出。

第十一章

骶管阻滞

骶管阻滞是经骶裂孔穿刺,注局麻药于骶管内以阻滞脊神经的麻醉方法。

第一节　适应证与禁忌证

1. 适应证。

肛门、会阴部手术和膀胱镜检查、疼痛治疗。

2. 禁忌证。

穿刺部位感染、骶裂孔畸形。

第二节　麻醉前准备

同硬膜外阻滞

第三节　实施方法

1. 体位。

患者俯卧,髋下垫一枕以抬高臀部,两腿略分开,足跟外旋。也可取侧卧位穿刺。

2. 定位。

两骶角之间、尾椎尖上约 4cm 处的凹陷为骶裂孔,上有骶尾韧带覆盖。

3. 穿刺方法。

沿骶骨中线向下按摸,触及骶裂孔,取 7 号针头于骶裂孔中点作皮丘后,用 7～9 号短针穿过皮肤;用左手拇指固定皮肤,右手持针,方向与皮肤呈 45°,经皮肤、皮下组织,穿破骶尾韧带;若有明显突破感,即进入骶管,此时注入盐水无阻力,回吸无血及脑脊液即可注入试验剂量 3～5ml。5min 后无脊麻现象,骶尾部皮肤感觉明显减退,示针尖位置恰当,将剩余局麻药一次注入。

4. 剂量与浓度。

常用的有 1％利多卡因与 0.15％丁卡因混合液或 1％利多卡因与 0.25％布比卡因混合液等。成人剂量一般 15～20ml,小儿为 0.8～1ml/kg,以不超过局麻药极量为限。

5. 注意事项。

(1)穿刺针不超过骶 2 水平(平髂后上棘连线),以免穿破脊膜。

(2)注药时左手掌按骶部,右手注药,注意有无皮肤隆起,以证明麻药注入骶管腔内。

第四节　并发症与处理

　　同硬膜外神经阻滞。由于骶管内有丰富的静脉丛，药物易进入血液，故特别要注意局麻药中毒反应。

第十二章

硬膜外和蛛网膜下隙联合阻滞

硬膜外和蛛网膜下隙联合阻滞的方法综合了蛛网膜下隙阻滞显效快、可靠性高、肌松好、毒性低和硬膜外阻滞的时间可控、可用于术后镇痛等优点,适用于有些下腹部手术尤其是盆腔手术等要求肌松好、麻醉时间长的手术。其缺点是操作技术要求高,需要专用的穿刺针,偶有硬膜外间隙药物经硬膜外导管自脊麻针孔进入蛛网膜下腔的可能;麻醉平面较一般硬膜外阻滞广泛。因此,必须具备熟练操作的技术和严密的监测手段。

第一节　麻醉前准备

麻醉前准备同硬膜外间隙阻滞。

第二节　实施方法

侧卧位,取 $L_{2\sim3}$ 或 $L_{3\sim4}$ 棘突间隙;一点穿刺法不宜在腰 $2\sim3$ 以上间隙穿刺,以免误伤脊髓。选专用一次性脊麻硬膜外联合穿刺套针,行常规皮肤消毒,经硬膜外穿刺成功后,于硬膜外穿刺针背孔置入笔尖式 25G 腰穿针;刺破蛛网膜后至蛛网膜下隙,见有脑脊液流出,即注入重比重局麻药 $1.5\sim2.5$ml(常用 0.5% 布比卡因或 $1:1:1$ 丁卡因液),退出腰穿针;然后根据手术需要向头或尾端置入硬膜外导管,留置 $2.5\sim3$cm;退针固定导管,平卧后调整阻滞平面达手术要求。如平面未达手术要求时,可经硬膜外导管给局麻药 5ml/次,至平面升至要求为止。

第三节　并发症与处理

详见硬膜外与蛛网膜下隙阻滞章节。

附:中华医学会麻醉学分会《关于保证椎管内麻醉安全的有关指导意见》

《关于保证椎管内麻醉安全的有关指导意见》

为保证接受椎管内麻醉患者的生命安全,避免相关的麻醉并发症和意外,中华医学会麻醉学分会第十届委员会在调查研究的基础上,提出下列指导意见:

1.废弃以往普遍使用的、通过注入空气来判断硬膜外穿刺针是否进入硬膜外腔的操作方法,以避免大量气体进入硬膜外腔后造成的脊髓受压或脊髓前动脉缺血综合征。

推荐:使用玻璃管水柱虹吸法来判断穿刺针是否已进入硬膜外腔。

2.废弃以往使用的硬膜外穿刺针穿破硬膜进入蛛网膜下腔后直接改为脊髓麻醉(腰麻)的操作方法,以避免麻醉效果不佳或其他并发症。同时废弃使用自体血填充硬膜外腔来预防脊髓麻醉后头痛(腰麻后头痛)的操作方法,以避免硬膜外腔内粘连,导致日后再次硬膜外麻醉时效果不佳。

推荐1:硬膜外穿刺针穿破硬膜后,应以乳酸林格液30～50ml施行硬膜外腔填充。

推荐2:硬膜外穿刺针穿破硬膜后,应改行全身麻醉。

3.废弃以往使用的硬膜外穿刺针穿破硬膜进入蛛网膜下腔后,改换另一椎间隙再行穿刺的操作方法,以避免发生全脊髓麻醉的可能性。

推荐:在硬膜外填充后,改行全身麻醉。

4.对穿刺过程中出现穿刺针触及脊神经的患者(不论是硬膜外穿刺还是蛛网膜下腔穿刺),均应禁止继续使用局部麻醉药施行阻滞,以避免在神经损伤的基础上,发生局部麻醉药的神经毒性作用对脊神经造成的损害和/或马尾综合征。

推荐:立即停止穿刺操作,改行全身麻醉。手术后应对患者进行认真的检查,对有局部神经损伤征象的患者,应及时给予神经营养药物和糖皮质激素治疗,必要时应及时进行高压氧治疗。

5.对既往有电击伤史的患者,应严禁实施任何类型的神经阻滞麻醉(包括硬膜外阻滞和蛛网膜下腔阻滞),以避免该类患者在电击伤后发生脱髓鞘病变的基础上,因使用局部麻醉药而加重神经损害。

推荐:麻醉前详细询问病史。使用全身麻醉。

以上指导意见,请各地方学会认真组织学习,严格参照执行。今后对因违反上述指导意见而造成麻醉并发症或意外者,中华医学会麻醉学分会将不再为当事者进行辩护。

中华医学会麻醉学分会

2010—05—20

第十三章

静脉麻醉

将静脉麻醉药物注入静脉,经血液循环作用于中枢神经系统而产生全身麻醉的方法称为静脉全身麻醉。

静脉麻醉的给药方式有单次注入法、分次注入法和连续滴入法三种。本章主要通过几种常用麻醉药物介绍前两种方法,连续滴入法将在本篇第十五章中详细介绍。

第一节　氯胺酮麻醉

氯胺酮有使用方便、镇痛作用较强、呼吸抑制轻等优点,也可造成一过性失明、过敏样反应、诱发癫痫及精神症状等不良反应,正确的使用可防止这些副作用及不良反应发生。

一、适应证与禁忌证

1.适应证。

(1)各种短小手术、体表手术和诊断性检查,如切开引流、骨折复位、外伤缝合、烧伤清创、更换敷料、切痂植皮。

(2)可用于血容量不足致血流动力学改变患者的全麻诱导。

(3)硬膜外阻滞和神经阻滞镇痛不全时,可静脉注射氯胺酮作辅助麻醉,但不能抑制内脏牵拉反应。

(4)用于老年或危重患者,呼吸、循环系统较稳定,术后精神症状较轻。

(5)用于支气管哮喘患者扩张支气管和治疗哮喘发作。

(6)与咪达唑仑、丙泊酚合用,进行静脉全麻。

2.禁忌证。

(1)血压超过 160/100mmHg 的严重高血压、有脑血管意外史者禁用。

(2)颅内压增高,如颅内动脉瘤、颅内肿瘤和气脑造影时禁用。

(3)眼压增高或眼球开放损伤、手术需要眼球固定不动时,均禁用。

(4)甲状腺功能亢进、嗜铬细胞瘤患者禁用。

(5)咽喉口鼻腔手术、气管内插管或气管镜检查时严禁单独使用。

(6)癫痫和精神分裂症患者慎用。

二、麻醉方法

1.静脉注射法。

适用于成人短暂手术,首次按 1～2mg/kg 计算,注速缓慢,1～2min 进入麻醉,维持 5～15min。如需延长时间,追加量为首次量的 1/2 至全量,总量最好不超过 6mg/kg。

2.静脉滴注法。

氯胺酮 100mg＋5％葡萄糖溶液 100ml,单次静注 1～2mg/kg 诱导,维持上述稀释液静脉滴注,一般速率为 10～50μg/(kg·min),创面较大的手术可能需要 30～100μg/(kg·min)。时间较长的手术宜再复合其他药物。

此外,还可用氯胺酮亚麻醉剂量(0.5mg/kg)静脉注射辅助麻醉,其镇痛作用比哌替啶强,作用产生快,持续时间短。

三、注意事项

(1)麻醉期加强呼吸管理,维持呼吸道通畅。

(2)应用氯胺酮后,唾液腺及气管、支气管分泌显著增多,术前应用抗胆碱药物。

(3)偶尔出现抽搐或惊厥,静注咪达唑仑能迅速控制。

(4)麻醉中有时出现睁眼或肌肉紧张,这不是麻醉浅的表现,无需追加麻药。

(5)氯胺酮偶尔会导致苏醒时烦躁和躁动,术后可能会发生幻觉、谵妄和噩梦,与苯二氮䓬类药或丙泊酚合用时,这些不愉快的后遗症会明显减少。

(6)当患者存在低血容量、自主神经阻滞或已达到交感神经最大兴奋时,可引起心肌抑制。

第二节　丙泊酚静脉麻醉

丙泊酚(Propofol),是一种快速强效的全身麻醉剂,其临床特点是起效快,持续时间短,苏醒迅速而平稳,不良反应少,已广泛应用于临床各科麻醉及重症患者镇静。

一、适应证与禁忌证

1.适应证。

(1)门诊诊断性检查、人工流产、口腔科等手术。

(2)静脉麻醉药之一,与其他镇痛镇静药等复合使用维持麻醉,用于心胸、颅脑、矫形、耳鼻喉、烧伤更换敷料等手术。其时效短,苏醒迅速而安全,无药物蓄积作用。

2.禁忌证。

禁用于对本品过敏者和孕妇、哺乳期妇女。

二、实施方法

(1)麻醉诱导:1.0～2.0mg/kg 静脉注入。

(2)镇静:25～75μg/(kg·min)静脉持续输注。

(3)全麻维持:100～150μg/(kg·min)静脉持续输注。

三、注意事项

(1)丙泊酚溶液打开 6h 后应抛弃。

(2)丙泊酚是一种乳剂,因此有脂肪代谢紊乱的患者应慎用。

(3)静注时有 50%～75%患者可产生局部疼痛。如果可能,尽量通过粗大静脉给药。

(4)对心血管系统有抑制作用,在老年或血流动力学受损害的患者或与其他麻醉药合用时应减量慎用。

丙泊酚靶控输注(TCI)在临床中已经得到广泛应用。与传统麻醉方式比较,TCI 是以药代动力学与药效学为基础,通过计算机调节目标药物浓度控制麻醉深度的给药方法,极大提高了静脉麻醉的可控性,操作更为简便精确,是静脉麻醉给药方法的重要改进,它的推广应用极大提高了手术患者麻醉的稳定性、可控性和安全性,为外科技术水平的提高和发展起到推动作用。

第三节　咪达唑仑静脉麻醉

咪达唑仑静脉麻醉具有抗焦虑、镇静、遗忘、催眠、肌肉松弛、抗惊厥作用。药理作用特点为作用快,代谢灭活快,持续时间短。

一、适应证

1.麻醉前用药。

2.麻醉诱导和维持。

3.门诊小手术或各种诊治性操作,如消化道内镜检查、心导管检查、心血管造影、心脏电复律等。

二、麻醉方法

1.麻醉诱导:0.04～0.1mg/kg,遇老龄、体弱、伍用镇痛药者用量酌减。

2.镇静:(分次剂量)0.5～1.0mg 静注或 0.07～0.1mg/kg 肌注。

三、注意事项

1.对使用抗惊厥药丙戊酸的患者应用咪达唑仑,可能引起精神症状发作。

2.严重呼吸功能不全者慎用,孕妇忌用。

3.在低血容量的患者或心血管储备极差的患者,如果快速应用较大的剂量或与阿片类药合用时,可发生血流动力学改变。

4.有肺疾病的患者和衰弱的患者与阿片类药物合用时会引起呼吸抑制。

第四节　依托咪酯静脉麻醉

依托咪酯为非巴比妥类催眠性静脉全麻药,是咪唑类衍生物,起效迅速,体内代谢与清除均较快,对循环抑制轻微是其突出的优点,对呼吸影响较小,在降低脑代谢率的同时可降低颅内压,不影响脑灌注压。依托咪酯乳剂可显著减少注射痛和血管损伤等不良反应。

一、适应证与禁忌证

1. 适应证。

(1) 全麻诱导。

(2) 门诊手术、人工流产、切开引流。

(3) 特殊检查治疗,如内镜、心律转复术等。

(4) 全麻维持。

2. 禁忌证。

(1) 6 个月以内的新生儿和婴幼儿,哺乳妇女禁用。

(2) 紫质症患者禁用。

二、麻醉方法

1. 单次静注:$0.2\sim0.3mg/kg$ 静注,年老体弱和危重患者酌减。

2. 静脉滴注:0.1% 依托咪酯用 5% 葡萄糖液稀释,初速 $100\mu g/min$,维持量 $10\mu g/min$,酌情增减。

三、注意事项

1. 麻醉中有时出现肌震颤,可用咪达唑仑作预防。注射宜用大静脉。

2. 重复使用对肾上腺功能可能会有影响。

第五节 右旋美托咪定静脉麻醉

右旋美托咪定是高度选择性的 α_2-受体激动剂,具有抗焦虑、镇静、镇痛同时没有呼吸抑制作用,具有扩张支气管作用、止涎、抗寒颤作用。对血压有双相作用,血药浓度较低时,平均血压降低;血药浓度较高时,血压则升高。心率和心排血量呈剂量依赖性降低。

起效时间为 $10\sim15min$,作用高峰时间 $25\sim30min$,起效比较缓慢,输注过程不宜频繁更换输注浓度。

一、适应证

1. 麻醉诱导或维持:用于心血管手术,颅内手术等。

2. 门诊小手术或各种诊治性操作,如消化道内镜检查、心导管检查、心血管造影、心脏电复律等。

二、麻醉方法

1. 全麻诱导:常用负荷剂量:$0.5\sim1.0\mu g/kg$,静脉注射时间为 $10\sim15min$ 以上。

2. 全麻维持:与全身麻醉药物有明显的协同作用,常用剂量:$0.2\sim0.4\mu g/(kg\cdot h)$ 静脉持续泵注。

3. 全麻苏醒拔管时,可预防苏醒期躁动,同时镇静、镇痛而没有呼吸抑制作用,有利于拔管。常用剂量:手术结束前 40min 给予负荷剂量:$0.8\mu g/kg$。如术中持续静脉泵注,手术结束前 $40\sim60min$ 停药。

4. 区域阻滞时镇静,常用剂量:0.2～0.7μg/(kg·h)静脉持续泵注。

5. 有创检查时镇静,常用剂量:负荷剂量 1μg/kg,维持剂量 0.2～0.7μg/(kg·h)静脉持续泵注。

6. 重症监护室机械通气患者镇静,常用剂量:0.2～0.7μg/(kg·h)静脉持续泵注,通常 0.4μg/(kg·h),使用时间不超过 72h。

三、注意事项

1. 无论是否给予负荷剂量,给药前本品 2ml 必须用 0.9％氯化钠溶液或 5％葡萄糖溶液稀释至 50ml,即 4μg/ml。

2. 应该使用微量输液泵给予右旋美托咪定,根据临床疗效个体化地调整输注剂量。

3. 本品不应与血液或血浆通过同一管路同时给予。本品与两性霉素 B 和地西泮不相容。

4. 血压变化和心动过缓是最常见的不良反应:高血压主要在负荷剂量期间观察到,与本品的外围血管收缩作用有关。暂时性高血压通常不需要治疗,然而降低负荷输注速度可能是理想的。低血压往往在并存低血容量时出现,可以通过补液、减慢或暂停给药等予以纠正。严重的心动过缓少见,阿托品治疗多数是有效的。

第六节　芬太尼及其衍生物静脉麻醉

芬太尼具有强效镇痛作用,毒性低而时效短,广泛应用于静脉复合麻醉中。舒芬太尼是镇痛效应最强的阿片类药物,是芬太尼的 5～10 倍,作用时间是芬太尼的 2 倍,对血流动力学的影响更稳定,更适合于心血管手术和老年患者的麻醉。瑞芬太尼是纯 μ 受体激动剂,临床效价与芬太尼相当,瑞芬太尼可被非特异性酯酶迅速水解为无药理活性的代谢产物,因此具有作用时间短、恢复迅速、无蓄积、不依赖肝肾功能的特点,是静脉靶控输注的理想药物。

一、适应证

(一)芬太尼与舒芬太尼

1. 适用于各类手术,特别是胸内手术及大血管手术。舒芬太尼应用于麻醉诱导对血流动力学的影响很小,特别适用于老年患者、创伤和循环不稳定患者。舒芬太尼麻醉维持适用于心脏大血管手术等术后不立即拔管,需去 ICU 继续支持治疗患者。

2. 术后急性疼痛治疗。舒芬太尼目前是术后 PCA 镇痛的理想药物。

(二)瑞芬太尼

1. 适用于各类短小手术术中维持。

2. 门诊短小手术等。

3. 特殊检查治疗,如内镜检查、介入治疗等。

二、实施方法

1. 麻醉诱导:一般采用咪达唑仑、丙泊酚、芬太尼(4～6μg/kg)、肌松药复合诱导。

2. 麻醉维持:在诱导后分次给予芬太尼,一般在切皮与劈胸骨前或血压升高或心率增快时给予,每次以 1～2μg/kg 计量。

3. 舒芬太尼常用诱导剂量:0.4～1μg/kg 静脉注射,也可用 0.01～0.03μg/(kg·min)速率维持。

4.瑞芬太尼维持剂量:0.1～1.0μg(kg·min)持续泵注。

三、注意事项

1.诱导时如输注速度过快,可引起血压、心率下降。应缓慢注射,减少不良反应。

2.瑞芬太尼诱导时血压心率波动较大,不宜麻醉诱导使用。

3.注射后易发生胸壁肌肉强直,可通过注射小剂量肌松药"预处理"可减少其发生。如一旦出现,需用肌松剂对抗。

4.麻醉苏醒期易呼吸遗忘现象,舒芬太尼镇静作用较强,相对于其他芬太尼类药物,术后发生呼吸遗忘几率较高,需严密观察,以防缺氧。

第十四章

吸入麻醉

将挥发性麻醉药或麻醉气体吸入肺内,经肺泡进入血液循环产生中枢神经系统抑制引起全身麻醉,称为吸入麻醉。与静脉麻醉相比,可控性较强,是全身麻醉的主要方法。

吸入麻醉药通常用于麻醉维持,也可用于麻醉诱导,特别是小儿。

第一节　挥发性麻醉药

有恩氟烷、异氟烷、地氟烷和七氟烷。从药效学的角度来看,这类药物有以下特点:

1.增加脑血流量(恩氟烷＞异氟烷＞地氟烷),因而增加颅内压。

2.产生剂量依赖性心肌抑制(恩氟烷＞异氟烷＞地氟烷和七氟烷)和体循环血管扩张(异氟烷＞地氟烷和七氟烷＞恩氟烷)。

3.使心肌对儿茶酚胺类致心律失常作用敏感。

4.产生气道刺激(地氟烷＞异氟烷＞恩氟烷＞七氟烷)。在浅麻醉时,尤其在吸烟的患者或哮喘的患者可产生咳嗽、喉痉挛或支气管痉挛症状。

5.产生剂量依赖性肌张力降低,能增强非去极化肌松药的肌松作用。

一、恩氟烷(血/气分配系数 1.9,MAC 1.68)

1.优点。

(1)化学性质稳定、无燃烧爆炸危险。

(2)诱导及苏醒快,恶心呕吐少。

(3)不刺激气道及增加分泌物。

(4)肌肉松弛好。

(5)可并用肾上腺素。

2.缺点。

(1)对心肌有抑制作用。

(2)在高浓度、低 $PaCO_2$ 时可发生惊厥。

(3)深麻醉时抑制呼吸及循环。

3.适应证。

(1)各部位、各种年龄的手术。

(2)重症肌无力。

(3)嗜铬细胞瘤。

4.禁忌证。

(1)严重心、肝、肾疾病。

(2)癫痫患者。

(3)颅内压过高患者。

5.实施方法。

专用蒸发器、以精确控制吸入浓度,如用氟烷蒸发器作替代,所得的浓度仅为所标刻度的62%。

(1)用面罩吹向婴幼儿,面罩离开病儿口鼻 5cm 左右,先吹入恩氟烷 0.5%,其余为氧气。待病儿有困意,再逐渐移近面罩,并适量增加浓度至 0.75%～1%,直至将面罩扣紧面部,每分递增吸入浓度约 0.5%,至麻醉到达一定深度。

(2)半紧闭法:可并用氧化亚氮。

(3)Bain 回路:用于小儿,用法与氟烷麻醉同。

6.并发症及预防。

(1)惊厥:若恩氟烷吸入浓度增至 4%以上或做过度换气时,则惊厥加重。

预防与处理:①诱导浓度,不应超过 4%;②尽量保存自主呼吸;③适当减低恩氟烷浓度;④必要时须注射咪达唑仑处理。

(2)血压骤降:与麻醉浓度成正比,是恩氟烷直接抑制心肌和扩张血管的结果。

预防与处理:①减浅麻醉;②尽量保持自主呼吸,且使血 CO_2 保持适当水平;③心电图连续监测。

二、异氟烷(血/气分配系数 1.4,MAC 1.15)

适应证与恩氟烷相同,功能优于恩氟烷。异氟烷对老年人、冠心病患者影响可能较小。因临床麻醉深度对颅内压影响不大,可用于颅内压增高的患者。目前尚无发现肯定的禁忌证,但由于松弛子宫平滑肌,增加子宫出血,故不适于产科手术。麻醉方法与恩氟烷相同。

注意点:异氟烷易透过胎盘,麻醉时间超过 1h 对胎儿心肌及酸碱有不利影响。因此,慎用于孕产妇。

三、七氟烷(血/气分配系数 0.59,MAC 1.71～2.05)

目前临床应用最广泛。为含氟的吸入麻醉药。其最小肺泡内浓度(MAC),在氧及氧化亚氮的混合气体中为 0.66%。

1.优点。

(1)溶解度低,起效快,苏醒快,麻醉深度易掌握。

(2)气道刺激小,无恶味。

(3)循环抑制轻,心动过速发生少。

(4)有镇痛及肌松协同作用。

2.缺点。

遇碱石灰性能不稳定。

3.适应证。

(1)小儿或门诊小手术或检查时应用。

(2)全身麻醉患者。

4.禁忌证。

(1)1个月内施用吸入全麻及有肝损害患者。

(2)本人或家属对卤化麻醉药有过敏。

(3)有恶性高热因素者。

(4)肾功能不全患者慎用。

5.麻醉实施方法。

麻醉诱导七氟烷-氧-氧化亚氮面罩诱导后用高流量吸入10～20min后,改低流量吸入,麻醉维持。

6.注意事项。

(1)主要副作用为血压下降、心律失常、恶心及呕吐,发生率约13%。

(2)产生恶性高热,可能与其损伤体温调节中枢有关。如出现时必须立即停药,采用全身降温,丹曲林药物治疗等措施。

(3)七氟烷与钠石灰作用后产生有毒的分解产物,故宜用钡石灰。

(4)引起子宫肌松弛,产科麻醉时慎用。

(5)增强肌松药的作用,合用时宜减少后者的用量。

四、地氟烷(血/气分配系数为 0.42,MAC 6.0)

地氟烷与其他吸入麻醉药一样,大剂量时能引起脑血管扩张,并减弱脑血管的自身调节机能。因低溶解特性,麻醉后恢复清醒比七氟烷、异氟烷、恩烷更快。

1.优点。

(1)组织溶解度低,苏醒快。

(2)在体内生物转化少,对机体功能影响小。

(3)对循环功能干扰小,更适用于心血管手术。

(4)神经肌肉阻滞作用较其他氟化醚类吸入麻醉药强。

2.缺点。

(1)沸点低,室温下蒸气压高,不能使用标准蒸发器,需用电子装置控制温度的蒸发器。

(2)有刺激气味。

(3)药效低,价格昂贵。

3.适应证。

(1)麻醉诱导,可单独加氧用于麻醉诱导。

(2)静吸复合麻醉的维持。

(3)用于心脏手术,小儿及门诊患者。

4.麻醉方法。

(1)6%～7.25%地氟烷加用氧气,用于麻醉诱导。

(2)术前加用不同剂量咪达唑仑或芬太尼可使地氟烷的 MAC 下降,麻醉维持用2.3%～3.0%地氟烷加 60%笑气和氧气。

第二节　气体吸入麻醉药

常用药物氧化亚氮(血/气分配系数 0.47,MAC 104)

1.优点。

(1)只要不缺氧,N_2O 并无毒性。

(2)麻醉诱导及苏醒均迅速。

(3)镇痛效果强。

(4)对气道黏膜无刺激。

(5)无燃烧。

2.缺点。

(1)麻醉作用弱,使用高浓度时易产生缺氧。

(2)体内有大的闭合腔时,引起其容积增大。

(3)抑制四氢叶酸的合成,造成贫血。

(4)弥散性缺氧。

3.适应证。

(1)与其他吸入麻醉药、肌松药复合,可进行各类大小手术。

(2)由于对循环功能影响小,可用于严重休克或重危患者。

(3)分娩镇痛。

4.禁忌证。

(1)孕妇、哮喘、癫痫及精神病患者。

(2)肠梗阻、空气栓塞、气胸等患者。

(3)麻醉装置的氧化亚氮流量计、氧流量计不准确时,禁用。

第十五章

静吸复合麻醉

静吸复合麻醉指将静脉麻醉药和吸入麻醉药合用,以产生并维持全身麻醉的方法。由于静脉麻醉药具有起效快和对呼吸道无刺激等特点,故常用于诱导麻醉,而吸入麻醉药具有较易控制麻醉深度和术后易恢复等特点,互补不足,同时有麻醉协同作用,增强麻醉效果,降低静脉和吸入麻醉用药量故常用于全麻的维持。该方法已成为国内外广泛采用的麻醉方法之一。

第一节　麻醉前准备

按全身麻醉做好各项准备工作,麻醉前用药参照第三篇第一章中的麻醉前用药原则。

第二节　实施方法

静吸复合麻醉应以静脉间断或连续用药为主,再辅以吸入麻醉药,既要保证一定的麻醉深度,又要避免盲目用药所引起的循环功能抑制、苏醒延迟等副作用。静吸复合麻醉常采用先静脉快速诱导,气管插管后复合吸入麻醉及静脉连续或间断加用镇痛、肌松药等措施。具体实施方法如下:

一、麻醉诱导

1.静脉诱导。

面罩吸氧3～5min后,常采用咪达唑仑0.02～0.06mg/kg、芬太尼4～6μg/kg、依托咪酯0.2～0.3mg/kg或丙泊酚1.0～2.0mg/kg、肌松药诱导后气管插管。

2.吸入麻醉诱导。

常用于小儿麻醉诱导,具体见第三篇十四章第一节。

二、麻醉维持

静吸复合麻醉过程可持续或间断吸入醚类-笑气-氧气,持续或间断静脉注射阿片类和肌松药。具体方法如下:

(1)术中可持续静脉输注舒芬太尼、芬太尼或瑞芬太尼麻醉性镇痛药,同时可以持续静脉输注丙泊酚麻醉性镇静药。瑞芬太尼维持的患者,应术中间断或麻醉结束前注射芬太尼,以防止术毕出现爆发性疼痛。

(2)根据麻醉深浅随时调节吸入麻醉药浓度,若麻醉不深,可适当提高浓度,但不易骤升,时间不宜过长，一旦麻醉稳定即可降低吸入浓度。遇病情突变、血压下降，可减量或停用。

（3）在吸入氧化亚氮-氧（N_2O-O_2）时，先按 N_2O 65％～70％吸入（N_2O/O_2 流量比 2～3L/1.2～2L）约 20～30min。当血内 N_2O 浓度达一定水平时，如接近饱和状态，可逐步降低 N_2O 浓度及流量，从 70％减至 60％、50％为止。

（4）术中间断静脉注射肌松药，追加剂量可为诱导量的 1/3～1/2，至手术结束前 30～60min 停止注入。

第十六章

全身麻醉并发症及防治

第一节　呼吸道梗阻

1.原因。

(1)分泌物过多或血液、异物吸入。

(2)舌后坠。

(3)喉痉挛。

(4)喉水肿。

(5)支气管痉挛。

(6)气管导管梗阻。

2.防治。

(1)分泌物阻塞或血液、异物吸入。

①术前禁食8小时,并肌注抗胆碱药物。

②急性呼吸道感染者暂缓手术,慢性呼吸道感染者术前用抗生素治疗。

③及时消除口咽部及呼吸道分泌物、血液及异物。

(2)舌后坠。

①正确托起下颌,头后仰。

②拔管后舌后坠者应放置口咽通气道。

③面罩吸氧和人工呼吸。

(3)喉痉挛。

①避免和去除咽喉部的直接刺激。

②纯氧吸入,防止缺氧。

③对轻度喉痉挛者:暂停麻醉,充分供氧,必要时暂停手术刺激,然后逐渐加深麻醉。

④对中度和严重喉痉挛者:除上述处理外,应用肌松药、面罩纯氧加压人工呼吸,必要时施行环甲膜穿刺供氧。

(4)喉水肿以3岁以下小儿多见,多发生在气管插管或拔管后1～2小时。

①插管困难及多次操作的患者,疑有水肿可能者,应静注地塞米松或甲强龙。

②症状明显者除应用激素和抗生素治疗外,给予面罩吸氧和人工呼吸。

③严重病例,必须严密监测,请相关专科医师会诊,必要时进行气管切开术。

(5)支气管痉挛。

①术前有哮喘史者应用激素、支气管扩张药及抗生素治疗。

②有哮喘史者术中慎用芬太尼类麻醉性镇痛药、硫喷妥钠及筒箭毒碱等。

③麻醉过浅者需加深麻醉,宜用氯胺酮及吸入全麻药。

④静脉注射甲强龙,雾化吸入布地萘德(万托宁)喷雾剂等支气管解痉药。

⑤吸纯氧及施行辅助或控制呼吸。

第二节　呕吐、反流、误吸和吸入性肺炎

1.原因。

(1)饱食、上消化道出血、幽门或肠梗阻、过度肥胖、产妇,麻醉、手术、外伤和疾病使胃肠蠕动减弱,胃内存积大量的空气和胃内容物增多,胃内压明显升高,胃肠道张力下降。

(2)诱导时发生呼吸道梗阻,用力吸气使胸内压降低,加上头低位、重力影响,易发生呕吐和反流。

(3)用肌松药后,面罩正压通气,高压气体进入胃内,使胃迅速膨胀而发生反流。

(4)咳嗽、屏气及用力挣扎,使胃内压升高。

(5)因胃、食管交界处解剖缺陷,影响正常生理功能,如膈疝患者。置有胃管的患者也易于发生呕吐和反流。

(6)药物如阿托品、东莨菪碱、格隆溴铵(胃长宁),有松弛括约肌作用,吗啡、哌替啶、地西泮可降低括约肌张力,琥珀胆碱使胃内压增高,都易致患者反流、误吸。

2.防治。

(1)术前禁食,必要时使用提高胃液 pH 及减少胃酸分泌的药物,如甲氰咪胍及雷尼替丁等。

(2)对已进食患者而又须立即麻醉手术的患者,应采取以下措施:

①应先置粗胃管,必要时抽吸。

②首选患者清醒时气管内插管。

③快速静脉诱导建议使用预氧法:在诱导之前,先给予足够的氧供,诱导选择快速起效药物,不进行面罩加压给氧,立即进行气管插管。若必须进行面罩加压给氧,可把环状软骨向后施压于颈椎体,以闭合食道来防止误吸。同时诱导时可采用头高足低位,若有反流迹象,应立即改成头低足高位,头偏一侧,立即吸引,并气管插管。

(3)如果发生误吸:在气管插管后用生理盐水 5～10ml 注入气管内,边吸边冲洗。冲洗前,应先给纯氧吸入。

(4)纠正低氧血症:用机械通气支持呼吸功能。

(5)甲强龙:首量 40～80mg,随后 40mg,每 6 小时一次。

(6)必要时应用抗生素,以防继发感染。适当使用制酸剂和胃黏膜保护剂。

(7)保持水和电解质平衡及纠正酸中毒等。

(8)应在病人清醒并能作出相应的表情应答才能拔管,否则仍有误吸或因喉刺激发生痉挛的可能。

第三节　低血压

1.原因。

(1)麻醉药影响:全麻药过量或患者体质差、耐量小,均可引起低血压。

(2)血容量不足:术前贫血、大出血、长期禁食者、术中失血过多,未及时输血补液者。

(3)手术影响:手术操作影响心排血量和静脉回流,导致血压下降。

(4)神经反射:内脏神经的牵拉反射可引起血压下降和心动过缓,如胆心反射和眼心反射等。

(5)心力衰竭及急性心肌梗死。

(6)严重缺氧或过度通气。

(7)水、电解质及酸碱平衡失调。

(8)过敏反应:如输血过敏反应、抗生素过敏及鱼精蛋白过敏等。

(9)胸腔内压增高:如大潮气量通气、呼气末正压通气,影响静脉回流。

(10)术中血管扩张药、β-受体阻滞剂、神经节阻滞剂等使用不当。

2.防治。

(1)术前积极纠正贫血、脱水、维持电解质和酸碱平衡,对大手术或血容量丧失较多者,加强 CVP 监测。

(2)避免全麻药过量,对年老体弱者,更应适当减量并缓慢静注。术中若麻醉过深引起低血压,应适当减浅麻醉。

(3)术中及时输血补液。

(4)升压药的应用:收缩压低于 80mmHg(或血压降低幅度超过原水平的 30％)常用麻黄碱、去氧肾上腺素、去甲肾上腺素和肾上腺素。如系迷走神经反射引起心动过缓者可同时用阿托品和麻黄碱,收缩压低于 50～60mmHg 时应迅速积极处理。

(5)心功能差者,术前应改善心功能;术中如发生心力衰竭,则按心衰处理。

(6)避免过度通气。

(7)停止手术刺激。

(8)纠正机械因素:减少或停止 PEEP,调节呼吸频率和吸呼比,降低平均气道压,缓解气道压力。

第四节　高　血　压

1.原因。

(1)患者本身因素。例如原发性高血压、肾及肾上腺肿瘤以及妊高征患者等术中易引起血压升高。

(2)麻醉浅,镇痛不全。

(3)麻醉及手术引起缺氧及二氧化碳蓄积。

(4)术中升压药选用不当或快速输入大量升压药。

(5)颅脑外科手术刺激额叶或第Ⅴ、Ⅸ、Ⅹ对脑神经,可出现血压升高,心率减慢。

(6)反跳性高血压。见于可乐定、β-受体阻滞药或甲基多巴的停药反应。

(7)药物之间的相互作用。三环类抗抑郁药或 MAOI 同麻黄碱合用,可致严重的高血压反应。

(8)膀胱充盈。

2.防治。

(1)保持呼吸道通畅,维持足够的通气量,避免缺氧和二氧化碳蓄积。

(2)保持足够的麻醉深度。在强刺激前,补充麻醉镇痛药物或辅助用药。

(3)气管插管时,缩短喉镜显露声门和气管插管的时间,动作轻巧。

(4)合理使用镇静药物,消除患者焦虑、恐惧心理。

(5)排空膀胱。

(6)如血压持续不降,可考虑药物处理。乌拉地尔成人 10mg 静注,或视病情静脉维持;β-受体阻滞药或其他血管扩张药。

第五节　心律失常

1.原因。

(1)原有心血管疾病,如冠心病、病态窦房结综合征、慢性心肌梗死等。

(2)缺氧和二氧化碳蓄积。

(3)神经反射性刺激,如牵拉内脏及眼肌时,迷走神经兴奋,可引起心动过缓,甚至心律失常。

(4)手术刺激和损伤,尤其是心内手术对心脏的直接刺激和脑外科手术对脑干的刺激。

(5)低温。当体温低于 30℃时,窦房结起搏点受到抑制,易引起心室颤动,低于 20℃可导致心搏停止。

(6)电解质紊乱、高钾、低钾、低钠等均可引起心律失常甚至心脏停搏。

(7)麻醉药和肌松药的影响。

(8)自主神经平衡失调。

2.防治。

(1)注意术前评估,术前准备,术中严密监测,以便及时发现和处理。

(2)纠正心律失常的诱发因素,特别要注意麻醉深度、二氧化碳蓄积、手术刺激、电解质紊乱和体温过低、术后疼痛、缺氧、血流动力学不稳定等,以便及时停止手术刺激,并分别纠正之。

(3)应用抗心律失常药。

第六节　急性肺不张

1.原因。

(1)围术期有急性呼吸道感染。

(2)因慢性气管炎、吸烟或术后气管被分泌物堵塞。

(3)肥胖、高龄、胸廓畸形,或肌肉、神经疾病所致的呼吸肌运动障碍者。

(4)通气不足综合征、中枢性或梗阻性睡眠-呼吸暂停综合征患者。

2.防治。

(1)术前禁烟 4 周。

(2)急性呼吸道感染控制后,原则上应延期 1 周后手术。

(3)慢阻肺患者应增强排痰能力,增加肺容量训练。

(4)麻醉期间气道通畅,定期吹张肺。

(5)拔管前反复吸引分泌物,避免纯氧吸入。

(6)回病房定期变换体位、多咳嗽、早离床活动、避免或少用麻醉性镇痛药。

(7)选用有效抗生素,加用雾化吸入、祛痰剂、激素和支气管扩张药,以有利于改善通气功能。

第七节　肺栓塞

1.原因。

(1)血栓栓塞。

促使静脉血栓形成的因素：

①血流缓慢。

②创伤及感染并累及周围静脉。

③各种原因导致高凝状态的患者,如心瓣膜病、充血性心衰、血栓性静脉炎等。

④长期卧床的患者。

(2)脂肪栓塞。

(3)空气栓塞。

(4)羊水栓塞。

急性肺栓塞的促发因素：

①腹部手术。

②恶性肿瘤。

③心脏瓣膜病。

④血液病。

⑤肥胖。

⑥下肢静脉曲张。

⑦盆腔或下肢肿瘤。

⑧长期口服避孕药。

⑨长期卧床。

2.预防。

(1)避免术前长期卧床休息。

(2)下肢静脉曲张者使用弹力袜。

(3)纠正心力衰弱。

(4)血细胞比积高者行血液稀释。

(5)易导致血栓形成的患者,术前可预防性应用抗凝药。

(6)避免通过下肢静脉进行输液或输血。

3.治疗原则。

进行复苏支持和维持呼吸、循环功能稳定,主要方法包括吸氧、镇静、控制心衰和心律失常,抗休克和抗凝治疗。发生血栓栓塞的患者,宜尽早进行溶栓治疗。发生气栓时应将患者置于左侧卧头低位,使空气浮留于右心房内。也可通过深静脉导管进行抽气治疗。

第八节　张力性气胸

1.原因。

原有肺大疱等肺部疾病;施行过大压力辅助或控制通气而引起肺泡破裂;各种麻醉操作如神经阻滞(锁骨上、肋间、椎旁、肩胛上、硬膜外等)、颈内静脉穿刺时伤及胸膜、肺组织而引起张力性气胸。

2.临床表现。

患者可出现呼吸急促和困难、发绀、心动过速、气道阻力增大等。

3.体检。

呼吸幅度减小、呼吸音消失和降低,还可见到皮下气肿和纵膈气肿。

4.处理。

锁骨中线第2或第3肋间穿刺抽气,或胸腔内置管行闭式胸腔负压吸引。

第九节　急性心肌梗死

1.原因。

(1)冠心病。

(2)患有动脉硬化或高血压症。

(3)术中长时间低血压或心律失常导致心肌缺血。

(4)各种原因导致心肌收缩力的抑制,心肌氧供需失去平衡。

(5)各种原因导致缺氧、低氧血症。

2.防治。

(1)急性心肌梗死患者择期手术尽量延迟6个月以后施行。

(2)充分供氧,降低氧耗和提高心脏指数,应用血管活性药等。

第十节　恶性高热

1.病因。

(1)有家族遗传史。

(2)存在一定诱发因素:若使用易于诱发恶性高热的药物,如氟烷和琥珀胆碱等。

(3)恶性高热患者或家族成员常存在有肌肉性疾患,如先天性骨骼肌畸形,因肌力失衡而引起的脊柱侧弯、前凸、后凸,以及肌肉抽搐、睑下垂和斜视等。

2.临床表现。

(1)早期:

①应用琥珀胆碱后出现异常的肌强直。

②心动过速与不能解释的快速性心律失常。

③患者体温骤升($>40℃$),触其皮肤感到热烫。

④呼末 CO_2 显著升高,可能是急性发作最早的体征。

⑤皮肤斑状潮红并迅速转为发绀、低氧血症、高碳酸血症、高钾血症、肌红蛋白尿。

(2)晚期:体温升高速度惊人且可高达 $46℃$,$PaCO_2$ 可升高至 $10.6kPa$。危象后表现肌肉疼痛、四肢麻痹、失明、耳聋、肾衰等,也可能度过危象,但可于数小时后再复发而死亡。混合静脉血与动脉血二氧化碳张力之间的巨大差异可证实恶性高热的诊断。

(3)生化改变:

①动脉血气分析:低氧血症,$PaCO_2$ 升高可达 $100mmHg$,pH 下降(<7.00),并迅速转成混合型酸中毒。

②血电解质检查呈高血钾、高磷血症。

③肌酸激酶(CK)异常升高($>2000IU/L$)。

④血小板减少,可出现 DIC。

咖啡因氟烷离体骨骼肌收缩试验是目前筛查及诊断恶性高热的金标准。对有(或可疑)有恶性高热家族史的患者,应尽可能地通过肌肉活检进行咖啡因氟烷收缩试验明确诊断。

3.处理。

(1)立即停麻醉药与手术,使用纯氧过度通气,排出 CO_2。

(2)降温,使体温保持在 38～39℃。

(3)纠正酸中毒、高钾血症。

(4)特异性治疗药丹曲林 2.5mg/kg,若恶性高热仍持续,重复给药至总量达 10mg/kg 或更多。丹曲林治疗(1mg/kg 静脉注射或每 6h 口服)和观察应维持到恶性高热发生后的48～72h。

第十一节　中枢神经系统并发症

1.脑梗死与脑出血。

原因:

①患者本身存在的心脑血管疾病。

②手术引起血栓或气栓造成的脑梗死。

③围术期血压异常升高而导致脑出血。

④长时间低血压引起脑血栓形成,导致脑梗死。

手术结束后,患者苏醒延迟或有异常神经系统表现,如偏瘫、感觉障碍、偏盲等神经系统症状时,应进行神经系统检查,同时应及时与神经专科医生联系会诊。

若用拮抗药后仍不能唤醒或术后 12～24h 患者仍有意识障碍,即应考虑患者是否发生中枢神经系统并发症。

2.术后谵妄和认知功能障碍。

术后谵妄指在术后数天内发生的一种可逆的,波动性的急性精神紊乱综合征,包括注意力、定向力、感知力、精神运动行为,以及睡眠等方面的紊乱。

认知功能障碍在临床上较常见,表现为患者在麻醉、手术后出现记忆力、集中力等智力功能的损害,在老年患者易发生认知功能障碍。

3.治疗。

治疗的重点在于去除病因,尽量避免复杂用药,对于骚动患者应尽可能采用非药物疗法。

治疗包括:

①支持治疗:包括吸氧、保持循环稳定、纠正酸碱平衡失常和电解质紊乱、补充维生素和氨基酸。

②心理治疗:主要针对抑郁型患者,亲人安慰及交流效果较好。

③药物治疗:主要针对谵妄、躁狂等兴奋状态病人,及时请精神科会诊提出治疗方案。

④及时与神经专科医生进行联系会诊。

第十二节　苏醒期躁动

全麻恢复期,大多数患者呈嗜睡、安静或有轻度定向障碍,脑功能逐渐恢复趋于正常,但仍有部分患者出现较大的情感波动,表现为不能控制的哭泣和烦躁(躁动)不安。

1.原因。

(1)多见于儿童和年轻人,有脑疾患、精神病病史者是术后发生谵妄、躁动的危险因素。

(2)因低氧血症、高碳酸血症和胃胀气,尿潴留、膀胱膨胀等也都可引起躁动。

(3)药物因素如氯胺酮、乙醚脂、阿托品、东莨菪碱等。

2.预防和处理。

(1)维持合适的麻醉深度、充分的术后镇痛,保持充分通气供氧和血流动力学的稳定。

(2)消除引起躁动的因素。

(3)药物处理:

①保证供氧以及呼吸道的通畅,严密监测呼吸循环系统。

②镇静药物的使用:常用丙泊酚,单次 5mg 或 10mg 静脉注射,如效果不理想可以加大药量。

③阿片类药物的使用:可使用小剂量芬太尼。

④其他用药:例如可塞风,曲马朵等,亦可减少苏醒期躁动。

3.防止因躁动引起的患者自身的伤害。

第十三节　麻醉后苏醒延迟

手术后苏醒恢复时间通常在 $60\sim120min$,超过 2h,可视为苏醒延迟。

一、麻醉后苏醒延迟的原因

1.麻醉药物的残余作用。

(1)药物过量。

(2)麻醉用药种类和给药时机不当。

(3)其他药物加强麻醉药物作用,如西咪替丁和雷尼替丁可使肝微粒体对某些药物的氧化作用受损从而延长镇静药或其他 CNS 抑制药物作用时间。

(4)肌松恢复延迟。

2.呼吸衰竭。

3.代谢失调,如低血糖、严重高血糖、电解质紊乱、酸碱平衡失常等。

4.低体温。

5.神经并发症和合并症,如代谢性脑病、脑缺氧、脑血管意外等。

二、麻醉苏醒延迟的管理

1.支持疗法:首先是保持充分的通气(包括机械性通气),监测 SpO_2、$P_{ET}CO_2$ 或者动脉血气;评价术后血压、心率、ECG、意识状况、外周循环、尿量;维持循环稳定,充分补充血容量,维持水、电解质和酸碱平衡。

2.药物拮抗:若是吸入性药物麻醉过深,在停止给药并保持充分通气后,当可逐渐苏醒,不必盲目应用呼吸兴奋药。若疑为镇静、镇痛药和肌松药联合用药的残留作用,除了进行肌松的监测外,一般可先拮抗镇静、镇痛药的效应,随后再拮抗肌松药的残留效应。

3.实验室检查:包括血常规、血电解质,血糖、酮体;动脉血气分析以及尿。

4.如果没有发现上述任何原因,应考虑中枢神经系统并发症,请相关专科会诊处理。

第十四节　药物不良反应的处理

1. 保持气道通畅，充分供氧。

2. 立即终止可疑药物。

3. 开放静脉，保持有效血容量，可输注生理盐水或平衡液。

4. 严密监测血压、心电图、呼吸、CVP、PaO_2、$PaCO_2$、SaO_2 等。一旦发生不良反应，可使用肾上腺素、肾上腺皮质激素、组胺受体阻断药等。

5. 必要时施行心脏复苏。

第十七章

小儿麻醉

实施小儿麻醉,需掌握小儿解剖、生理、药理等特点,选择安全有效的麻醉方法和相应的监测设备。

第一节　麻醉前用药和禁食

1.麻醉前访视。

(1)病史:①分娩情况,包括 Apgar 评分;②住院治疗情况;③近期上呼吸道感染、哮喘发作、药物过敏史;④外科手术、麻醉史。

(2)查体:①一般情况:包括精神、肤色、肌张力、先天畸形及活动能力;②生命体征、身高、体重;③上呼吸道感染的征象,牙齿脱落情况;④心脏杂音及心功能。

(3)伴有上呼吸道感染(URI)的患儿,无论处于活动期还是恢复期,其喉痉挛、支气管痉挛和缺氧等并发症的发生率均会增加。另外,伴有 URI 的小儿气道高反应性会持续 6～8 周;许多小儿在这个时期会发生再次感染,尤其在冬季。如果小儿有化脓性鼻炎或咳嗽时带痰,手术应当推迟。如果仅是流清涕,或者手术不能被推迟,可以考虑施行麻醉。患儿已有 URI,并且有加重的趋势,那么就不能考虑施行麻醉。

(4)所需的实验室检查。

2.麻醉前用药。

(1)常用咪达唑仑 0.2～0.3mg/kg,术前 15～20min 口服。阿片类药可产生呼吸抑制,最好避免使用,除非有特别指征(如先天性心脏病)。亦可应用水合氯醛(25～50mg/kg)灌肠。

(2)如需要抗胆碱药,最好诱导时静脉注射,如阿托品 0.01mg/kg,不主张术前肌注。

(3)如存在裂孔疝或胃食管反流,可在术前 2h 口服西咪替丁 7.5mg/kg,以提高胃内 pH,减少胃液量。

(4)有哮喘、癫痫或高血压等慢性疾病,术前应继续用药治疗。

3.术前禁食。

母乳、牛奶、人工喂养和固体食物需禁食时间见表 3.17.1。

表 3.17.1　儿童术前禁食时间

年　龄	禁食时间（h）	
	牛奶和固体食物	清饮料
＜6 月	4	2
6～36 月	6	2
＞36 月	8	2

注：清饮料指低渗液体，小儿经常饮用的清饮料有清水、糖水及各种无渣的果汁饮料。清饮料还包括碳酸饮料、清茶。所有饮料均不含有酒精。术前 2h 饮清饮料 2～5ml/kg 是合适的饮用量。

第二节　全身麻醉

一、气管导管和深度选择

气管导管选择见表 3.17.2。

表 3.17.2　气管导管选择

年　龄	气管导管号码（ID）	深度（cm）	
		经　口	经　鼻
早产儿（＜1000g）	2	8～9	10～11
早产儿（＞1000g）	2.5	9～10	11～12
新生儿～3 个月	3.0～3.5	10～12	12～14
3～9 个月	3.5～4.0	12～13	14～15
9～24 个月	4.0～4.5	13～14	15～16
＞2～14 岁	年龄/4＋4（带气囊） 年龄/4＋4.5（不带气囊）	年龄/2＋12 或 ID×3	年龄/2＋14 或 ID×3＋2
＞14 岁	参考成人男女性标准		

二、喉罩（LMA）

喉罩在小儿麻醉中已渐普及，可应用于一般择期手术的气道管理，也可作为气管插管失败后的替代手段。小儿 LMA 大多选用 1～2.5 号（见表 3.17.3）。

表 3.17.3　喉罩与体重及套囊容量的关系

LMA 型号	患儿体重（kg）	套囊容量（ml）
1	＜5	2～5
1.5	5～10	5～7
2	10～20	7～10
2.5	20～30	12～14
3	＞30	15～20
4	＞30	25～30
5	＞30	35～40

1．LMA 适应证。

（1）无呕吐反流危险的手术及不需要肌肉松弛的体表、四肢短小全麻手术。

（2）困难气道的患儿。

（3）通过喉罩可施行纤维光导支气管镜激光治疗声带、气管或支气管内小肿瘤手术。

（4）对颈椎不稳定的患儿。

（5）气管狭窄的婴幼儿。

（6）急救复苏。

2．LMA 禁忌证。

（1）饱食、消化道梗阻、腹内压过高、有反流误吸高度危险的患儿。

（2）咽喉部存在感染或其他病理改变的患儿。

（3）呼吸道出血的患儿。

（4）口咽部手术。

（5）侧卧或俯卧等 LMA 位置难于良好固定的患儿。

3．LMA 置入方法。

喉罩的成功置入需要合适的麻醉深度，LMA 的气囊应先排空，背面涂上润滑剂，喉罩开口朝向前或朝向咽后壁（反向法），沿着硬腭的轴线将喉罩置入，反向法在喉罩置入口腔后转正 LMA 位置，直达咽喉下部位，将气囊罩住喉部，然后在气囊内充气，接呼吸回路。观察皮囊的活动或轻柔地手控膨胀肺部后看胸廓运动而确认位置正确后，用胶布予以妥当地固定。

4．注意事项。

（1）维持足够的麻醉深度，麻醉过浅、吞咽、咳嗽等可能导致喉罩移位，严重时可导致喉痉挛。

（2）麻醉期间应特别注意呼吸道的阻力和通气情况，一旦阻力过大或者漏气严重，要及时调整喉罩位置，必要时立即拨出喉罩行面罩通气或者改为气管插管。

（3）注意 LMA 存在的缺点：

①气道密封性不如气管内插管，呕吐和反流发生时对气道不能起保护作用。

②正压通气时增加气体泄漏的可能性。

③不能绝对保证气道通畅。

④小儿 LMA 易发生位置不正，尤其是小型号的 LMA。

三、麻醉方法

1．肌肉注射诱导。

不合作患儿可肌肉注射咪达唑仑、氯胺酮混合液（咪达唑仑 $0.2\sim0.3mg/kg$，氯胺酮 $3\sim4mg/kg$）行基础麻醉。

2．静脉诱导。

常用药物：咪达唑仑（$0.1\sim0.2mg/kg$）、氯胺酮（$1\sim2mg/kg$）、依托咪酯（$0.3\sim0.4mg/kg$）、丙泊酚（$2\sim3mg/kg$）、芬太尼（$3\sim5\mu g/kg$）。

3．吸入诱导。

常用于 6 月～6 岁的小儿。诱导前给予适当的镇静药，用面罩以半紧闭式吸入法吸入七氟醚。待患儿神志消失、眼睑反射消失后，即可开放静脉。或辅以肌松药，行气管内插管。

4．肌松药。

主要有：维库溴铵 $0.1mg/kg$，罗库溴铵 $0.6\sim0.9mg/kg$，阿曲库铵 $0.3\sim0.6mg/kg$，顺式阿曲库铵 $0.12\sim0.15mg/kg$，琥珀胆碱 $1\sim2mg/kg$。

第三节　区域神经阻滞

一、骶管阻滞

骶管阻滞是最常用的儿科阻滞,常用于中、下腹,肛门会阴部手术,新生儿及婴儿可用于上腹部手术。

1.常用局部麻醉药剂量。

利多卡因:0.6%～0.8%。

丁卡因:新生儿及婴幼儿0.06%～0.07%,小儿为0.1%。

布比卡因,罗哌卡因:小儿0.2%～0.3%。

2.达到所需感觉阻滞平面需要的用量。

骶部:0.5ml/kg、腰部上段:1.0ml/kg、胸部中段:1.25ml/kg。

二、硬膜外阻滞

婴幼儿脊髓最低至 $L_2～L_3$ 间隙,为了减少脊髓损伤的潜在风险,穿刺常定位于 $L_3～L_4$ 或 $L_4～L_5$ 间隙。

常用局部麻醉药用量:

利多卡因:新生儿及婴幼儿用0.6%～0.8%浓度,小儿用1%～1.3%浓度,剂量以8～10mg/kg计算。

丁卡因:新生儿及婴儿采用0.06%～0.08%浓度,小儿用0.1%～0.12%浓度,剂量以1.5mg/kg计算。

布比卡因:采用浓度为0.2%～0.375%,剂量以1.5～2mg/kg计算。

罗哌卡因:采用浓度为0.25%～0.375%,剂量以1.5～2mg/kg计算。

三、蛛网膜下隙阻滞

蛛网膜下隙阻滞适用于5岁以上小儿的下腹部及下肢手术,穿刺点常选用腰3～4间隙,小儿蛛网膜下隙常用局麻药有丁卡因、布比卡因及利多卡因,剂量可按体重、年龄或脊柱长度(第7颈椎棘突至骶裂孔距离,简称椎长)计算,见表3.17.4。

表 3.17.4　小儿蛛网膜下隙阻滞用药剂量

	丁卡因	布比卡因	利多卡因
体重(mg/kg)	0.2	0.2	2
年龄(mg/岁)	0.8	0.8	8
脊柱长度(mg/cm)	0.15	0.12～0.15	0.8

四、臂丛神经阻滞

以腋路法为常用,也可选用经肌间沟阻滞,进针后通过周围神经刺激器测定相应的肌颤搐部位,可正确定位,提高臂丛神经阻滞成功率。

常用局部麻醉药用量:

利多卡因:浓度为 0.6%～1%,最大量以 8～10mg/kg 给予。

利多卡因与丁卡因混合液:利多卡因(4～5mg/kg)与丁卡因(0.8～1mg/kg)混合注入。

布比卡因、罗哌卡因:采用浓度为 0.125%～0.25%,剂量以 1.5～2mg/kg 计算。

五、其他阻滞方法

下肢手术可用坐骨神经阻滞,腹股沟手术可应用髂腹股沟下神经阻滞。

第四节　麻醉期间输血输液

一、围术期输液

(一)输液的需要量

1.维持生理需要量液体疗法是指含有正常细胞内液(ICF)和细胞外液(ECF)量的普通个体 24h 内的液体需要量。相应的每小时液体需要量规则被称为"4－2－1"规则,描述见表 3.17.5。

表 3.17.5　根据患儿体重计算的每小时(4－2－1 规则)及每日生理需要量

体　重	每小时液体需要量	每日液体需要量
<10kg	4ml/kg	100ml/kg
10～20kg	(40ml＋2ml)/kg(10kg 以上)	(1000ml＋50ml)/kg(10kg 以上)
>20kg	(60ml＋1ml)/kg(20kg 以上)	(1500ml＋25ml)/kg(20kg 以上)

例如:

一个 15kg 小儿的每小时液体需要量＝(4×10)＋(2×5)＝50ml/h;

一个 15kg 小儿的每日液体需要量＝(100×10)＋(50×5)＝1250ml/d。

2.补充性输液。

补充不正常的失水,包括消化液丢失(腹泻、呕吐、胃肠引流等)、手术创伤导致的局部液体丢失或失血。

(1)补充因术前禁食引起的缺失量。按禁饮时间计算需补充的缺失量,即生理需要量×禁饮时间。计算得出缺失量,在手术第 1 个小时补充半量,余下液量在随后 2h 内输完。

(2)补充不同手术创伤引起的液体丢失(体腔开放、浆膜下液体积聚),一般小手术 2ml/(kg·h)、中等手术 4ml/(kg·h)和大手术 6ml/(kg·h),腹腔大手术和大面积创伤时失液量可高达 15ml/(kg·h)。

(二)输液种类的确定

围术期可供选择的液体包括晶体液和胶体液,应根据患儿的需要,并考虑液体的电解质、含糖量和渗透浓度进行选择。

1.低渗性补液。

原则上维持性补液可选用轻度低渗液,如 0.25%～0.5%氯化钠溶液。

2.等渗性补液。

等渗液的丢失继发于创伤、烧伤、腹膜炎、出血和消化道的液体丢失,术中所有的体液丢失都应以等渗溶液(林格氏液、复方电解质溶液或生理盐水)补充。

3.葡萄糖液。

大多数儿童对手术刺激有高血糖反应,而输入含糖溶液将加重血糖的升高。小儿手术过程中不建议常规输注葡萄糖液,但要注意以下几点:

(1)多数患儿术中给予无糖溶液,注意监测血糖。

(2)低体重儿、新生儿或长时间手术的患儿应采用含糖(1%～2.5%葡萄糖)维持液,并应监测血糖。

(3)早产儿、脓毒症新生儿、糖尿病母亲的婴儿及接受全肠道外营养的儿童,术中可用2.5%～5%葡萄糖溶液,应监测血糖水平,避免单次静注高渗葡萄糖。

(4)术前已输注含糖液的早产儿和新生儿术中应继续输注含糖液。

(三)输液注意事项

1.小儿输液的安全范围小,婴幼儿更为明显,即液体最小必需量与最大允许量之比较小,两者绝对值的差更小;计算补液总量时应包括稀释药物(包括抗生素)在内的液量。

2.补液速度取决于失水的严重程度,但小儿围术期输液时要注意控制输液速度及输入液量,建议婴幼儿术中补液使用微泵控制或选用带有计量的输液器。

3.术中如出现尿量减少、心动过速、低血压或末梢灌注不良等血容量不足的症状,应积极进行补充容量治疗。

4.短小择期手术的患儿,一般情况良好,不必输液;患儿手术时间超过1h或术前禁食禁饮时间较长,应给予静脉输液。

(四)监测要点

1.一般情况良好的小儿行择期手术前无需检测血清电解质。

2.术前需要静脉补液的儿童,术前(无论择期或急症手术)都需要检测血清电解质。

3.尿量能较好地提示输液是否适宜,至少应能维持1ml/(kg·h)的尿量。

4.应注意监测收缩压的变化,必要时可建立有创血压和中心静脉压监测。

5.婴幼儿前囟饱满度、皮肤弹性和黏膜湿润度可作为评估容量是否充分的参考依据。

6.需要时,应测定血气、血糖和血细胞比积等。

二、围术期输血

(一)术前评估

择期手术患儿要求血红蛋白＞100g/L(新生儿140g/L),低于此标准,麻醉危险性增加。贫血患儿应在纠正贫血后进行择期手术,某些贫血患儿需行急症手术时,术前可输浓缩红细胞。输注4ml/kg的浓缩红细胞可增高血红蛋白10g/L。预计术中出血量可能达血容量10%或以上者,术前应查血型并充分备血。对低血容量及/或术中可能需大量输血者,应预先置入中心静脉导管。

(二)血容量评估

了解血容量以及失血量对小儿尤为重要,同样容量的失血对小儿的影响明显高于成人,如1000g的早产儿,失血45ml已相当于其循环血容量的50%(见表3.17.6)。

表3.17.6　不同年龄失血与血容量的关系

	新生儿	6周	6月	5岁	10岁	成人
平均体重(kg)	3	4	7	20	32	60
10%血容量(ml)	26	30	53	140	224	420

续表

	新生儿	6周	6月	5岁	10岁	成人
14%血容量(ml)	36	42	74	196	314	588
20%血容量(ml)	52	60	105	280	448	840
100%血容量(ml)	260	300	525	1400	2240	4200

麻醉前应估计血容量,按体重计,新生儿血容量85ml/kg;小儿70ml/kg;肥胖小儿65ml/kg。手术失血<10%血容量,可不输血而仅输平衡液;失血>14%血容量,应输红细胞混悬液,同时补充平衡液;失血10%~14%血容量,应根据病儿情况决定是否输注血液制品。此外,根据下列公式可计算出最大容许出血量(maximal available blood loss,MABL)。

$$MABL = \frac{估计血容量(EBV) \times (病儿\ Hct - 30)}{病儿\ Hct}$$

例如10kg小儿的EBV=70×10=700ml,若病儿Hct为42%,则

$$MABL = \frac{700 \times (42 - 30)}{42} = \frac{700 \times 12}{42} = 200ml$$

麻醉医师根据MABL及估计血容量而决定容量补充治疗中所用液体的品种,失血量在1/3MABL以下,单输平衡液;失血量>1/3MABL而<MABL,根据情况输血输液,可加用胶体液(羟乙基淀粉、明胶制剂、右旋糖酐等)补充。补充平衡液量与失血量之比应为3:1,胶体与失血量之比为1:1。

估计血容量(EBV)和失血量

①EBV

早产新生儿: 95ml/kg

足月新生儿: 90ml/kg

1岁以内的婴儿: 80ml/kg

1岁以后的婴儿: 70ml/kg

②估计的红细胞容积(ERCM)

ERCM=EBV×Hct/100

③可接受的红细胞丢失量(ARCL)

ARCL=ERCM-ERCMacceptable

ERCMacceptable指最低可接受的Hct时ERCM值。

④可接受的失血量(ABL)

ABL=ARCL×3

如失血量少于ABL的1/3,可输注乳酸盐林格液。

如失血量大于ABL的1/3,可输注胶体液,或用5%白蛋白。

如失血量大于ABL,应输注浓缩红细胞;仍应用晶体液作为维持液。

如果有小肠暴露或肠梗阻,第三间隙的丢失可能需要额外输注乳酸盐林格液或生理盐水,约10ml/(kg·h)。

第十八章

老年人麻醉

老年人机体细胞逐渐退化,器官功能减退,对麻醉和手术耐受性差,对创伤、感染的应激能力降低,对药物的治疗反应与青壮年不同,危险性随年龄增长而增加。但也有一些个体其生理功能的衰退与年龄并不完全一致。因此,老年人麻醉必须根据患者生理改变,着重考虑年龄的影响。在麻醉实施与管理中,特别要注意老年患者各种不同时期的变化。

第一节 麻醉前病情估计与准备

术前应对老年患者既往史作详细了解,心肺肝肾重要脏器的功能评估更为重要,如应根据需要检查心电图、X 线片、眼底变化、血压、血尿常规及肝肾功能等。

一、麻醉前应重点查看的情况

对有下列全身情况异常者,要给予足够的重视,正确处理。

1. 心电图:心肌缺血、梗死,房扑、房颤,左束支传导阻滞,频发室性早搏,Ⅱ、Ⅲ度房室传导阻滞,肺性 P 波。

2. 心胸比值＞0.5。

3. 眼底动脉硬化Ⅲ度以上(Keith-Wagener)。

4. 血压 160/100mmHg 以上。

5. 血浆胆固醇 270mg/dl 以上。

6. 呼吸功能:哮喘史、慢阻肺、吸气性屏气试验 30s 以内 $SaO_2 < 90\%$,$PaO_2 \leqslant 70mmHg$,$PaCO_2 \geqslant 50mmHg$。

7. 肾功能:$BUN \geqslant 23mg/dl$;$Cr \geqslant 130mg/dl$。

8. 肝功能不正常,白蛋白＜2.9g/dl,血清蛋白总量＜50g/L。

9. 其他:血红蛋白＜80g/L。有脑血管意外、糖尿病、心肌梗死及心肾衰竭史。

Goldman 等试图为危险患者提供定量估算,如患者累积达 26 分以上,认为手术具有极大的危险性,这种患者只能接受保命手术。如累积 13～25 分,术前应对心脏功能作出全面评价。53 分中有 28 分可以通过适当的术前准备或延迟手术日期获得纠正,从而可减少手术的危险性(见表 3.18.1)。

老年患者术前存在有营养不良、水电解质紊乱、血容量不足及贫血等情况,麻醉前尽可能给予纠正。

表 3.18.1　术前估计心脏危险的指数

因　　素	分　　数
有充血性心力衰竭体征	11
6 个月前曾有心肌梗死	10
非窦性节律或房性早搏	7
每分钟超过 5 次室性早搏	7
年龄大于 70 岁	5
急诊手术	4
腹腔、胸腔内或主动脉手术	3
重症主动脉狭窄	3
内科情况不佳	3

二、麻醉前用药

用药目的在于使患者达到镇静、有睡意，对周围环境没有过激的反应，但也不能抑制患者呼吸与循环。同时，由于患者代谢率降低，各器官呈退行性变，应激性差，耐药量低，所以老年患者术前用药量应适当减少。

1. 老年患者对中枢性抗胆碱药物特别敏感，东莨菪碱在老年人易引起谵妄，尽可能不用。
2. 老年人对阿片类药物的敏感性增加，注意呼吸抑制的发生。
3. 镇静剂用量应酌情减少，如常用的苯二氮䓬类药物剂量一般比年轻人减少一半。

第二节　麻醉方法的选择和处理原则

选用对机体呼吸循环等重要脏器生理功能影响小、比较稳定、便于调节、麻醉效果肯定、安全范围大的方法和麻醉药物。

一、局部浸润麻醉与区域神经阻滞

适用于表浅及较小的手术，宜选用小剂量和低浓度的局部麻醉药，在局部麻醉药中不使用肾上腺素。

二、椎管内阻滞

硬膜外腔阻滞宜用连续法进行规范操作，防止穿刺所致的血管、神经损伤及其他不良反应。因老年人椎间隙变窄，椎管相对变短，大多存在组织萎缩、脂肪消失、脱水等情况，且老年人椎间孔往往被增生的结缔组织堵塞，所以硬膜外腔注药以后，局部麻醉药液容易扩散，致使阻滞范围变广。因此硬膜外阻滞时，注药量要小，试验剂量可用 2～3ml，维持剂量 5～7ml；注药后应严密观察阻滞平面和血压、脉搏、呼吸的变化。慎用辅助药物以防止循环呼吸抑制。

在用药恰当、注意容量调整的前提下，蛛网膜下腔阻滞或腰硬联合麻醉可谨慎应用于高龄患者下腹部、会阴区及下肢手术。

三、全身麻醉

1. 全麻诱导。

(1) 选用对呼吸循环功能抑制较小的药物,小剂量、低浓度、慢速度推注。

(2) 力求诱导过程平稳,避免心血管功能的过度兴奋与抑制。

(3) 保持患者呼吸道通畅,充分供氧。

(4) 气管插管操作应准确、轻柔,切忌手法粗暴,以减少插管之机械性损伤。

2. 全麻维持及管理。

(1) 用药个体化,力求以最少的麻醉药达到最满意的麻醉效果,防止深麻醉带来的不良反应。

(2) 提倡合理有效地用药,在保证麻醉效果的前提下简化用药,以减少并发症。

(3) 麻醉手术过程中,要求按需监测循环、呼吸功能、水电解质平衡、肾功能及体温等,维持循环呼吸功能稳定,及时正确处理不良反应。

(4) 严格掌握拔管指征,必须待患者肌力充分恢复,咳嗽反射正常,自主呼吸规则有效,患者神志完全清醒,SpO_2 正常范围,血流动力学平稳后,方可拔除气管导管。

四、其他麻醉

神经阻滞、椎管内阻滞等麻醉遇有麻醉效果不佳时,应改全麻及其他合适的麻醉方法。切忌滥用镇静止痛药,以免发生意外。

第三节　麻醉后管理

由于老年患者生理变化的特点,麻醉及手术之生理影响在术后一段时间仍很明显,故麻醉后加强管理对保证患者安全尤为重要。

1. 患者手术后必须送往麻醉后恢复室观察。

2. 对于麻醉后出现的意识恢复延迟,呼吸障碍及低血压等,应综合分析,给予及时正确地处理。

3. 术后必须持续监测循环及呼吸功能,直至正常。

4. 保证呼吸道通畅,必要时给予氧疗,维持血压平稳及水、电解质平衡。

5. 术后合理应用镇痛药,避免疼痛刺激导致过度的应激反应及对呼吸的影响。

6. 及时发现和正确处理术后麻醉并发症。

第十九章

气管内插管术

气管内插管术是麻醉科医师必须掌握的最基本操作技能,也是麻醉和呼吸治疗中的重要手段,对保障患者的安全具有重要意义。

第一节 气管内插管的目的

1. 使呼吸道保持通畅,不受声门关闭、舌根下坠及特殊体位(如俯卧、坐位、屈颈等)等的影响。
2. 便于呼吸管理及有效地施行辅助或控制呼吸。
3. 防止异物误吸阻塞气管,并能及时吸引气管内分泌物。
4. 便于吸入麻醉的实施。
5. 便于气管内给药。

第二节 适 应 证

1. 全麻患者均须应用气管插管(时间短、小手术例外)。如:开颅手术、心胸手术、俯卧位及特殊体位手术、呼吸道难以保持通畅的手术(如口腔、耳鼻喉及颈部肿瘤压迫气管等手术)、腹胀或饱胃患者的手术等需用肌松药的全麻手术。
2. 进行人工呼吸、心肺复苏治疗的患者。
3. 各种低氧血症、呼吸功能衰竭需行呼吸疗法。
4. 某些呼吸道不全梗阻者及婴儿娩出窒息等。

第三节 禁 忌 证

1. 喉水肿、气道急性炎症、喉头黏膜下血肿或脓肿时,除非急救,严禁气管插管。
2. 胸主动脉瘤压迫气管者,插管时可能造成动脉瘤破裂出血,如必须插管,动作应轻柔、熟练,避免呛咳、挣扎造成意外。
3. 鼻道不通畅、鼻咽部纤维血管瘤、鼻息肉或有反复鼻出血者,禁用经鼻气管插管。
未掌握插管基本知识和技能者、设备不完善者列为相对禁忌证。

第四节 插管前的准备和估计

麻醉前会诊应常规施行有关检查,选择插管途径和麻醉方法。

一、术前气道评估 （参照本篇第二十七章　困难气道管理）

二、插管前准备

1.经口插管应了解牙齿松动情况,操作喉镜时要重点保护,有活动义齿麻醉前应取下。

2.拟经鼻插管者,需测试双侧鼻腔通气情况,查看有无禁忌证。

3.有咽喉部病变(肿物、水肿、狭窄等)对插管径路可能有阻挡,无法经声门作气管插管者,需考虑作气管造口。

4.插管用具必须先行检查,如喉镜是否明亮、气管套囊有否漏气,并将应用器械放置妥当,备好吸引器等。

5.导管规格:以导管内径(ID)或导管周径(F制)两种规格作为型号。根据性别、年龄及体重选一适用的导管后,依次再准备稍细稍粗导管各一根以备用。

6.插管前准备工作及插管中的各项工作应在相对无菌操作下进行。

第五节　实施方法

一、清醒经口明视插管

凡估计气管插管有困难者可酌情采用,小儿及神志不清不能合作的患者不宜采用。操作前对患者做好解释,以争取充分合作。

1.使患者仰卧、张口,用表面麻醉药喷于舌根,并向硬腭咽部喷入数次,再放入喉镜,看清咽喉,令患者深吸气时喷雾,使麻药尽量吸入喉及声门下。也可穿刺环甲膜,气管内快速注入表面麻药 1～2ml,鼓励患者咳嗽,1～2min 后开始插管。

2.左手持喉镜,镜片垂直由右侧伸入口内,边深入边向左移。使舌体推向左侧,喉镜在口中间止住,看到悬雍垂后,用右手扶额顶部将头适度后仰。

3.镜片继续伸入,使其顶端抵达舌根与会厌间,暴露声门。如系直型喉镜片,镜片继续推进,使其顶端越过会厌的喉侧面,然后上提,以挑起会厌而暴露声门。

4.右手以执笔式手势持在导管的中上 1/3 交界处,管口对准声门,趁患者呼吸声门开大时,将导管轻柔地插过声门进入气管。导管进入气管的长度,成人 5～7cm,小儿 2～3cm。如使用导管芯,在导管口进入声门 1cm 时,即可抽出。

5.牙垫塞入后退出喉镜,将牙垫和导管并在一起,用胶布固定在双侧面颊上,套囊充气。

6.听诊确认气管导管位置。

二、麻醉后经口明视插管

最为常用的麻醉插管方式,要求全麻达到嚼肌完全松弛和咽喉反射消失。目前大多采用全麻加肌松药后施行气管内插管,即快速诱导插管法。

1.麻醉诱导方法可参照静吸复合全麻诱导方法。

2.诱导后对声门进行表面麻醉药,以减少不良反应。

3.操作方法同"清醒经口明视插管"。

三、经鼻清醒盲探插管和明视插管

适用于不宜行口腔插管的手术患者,或 ICU 需较长时间行呼吸治疗的患者。张口小无法置入喉镜患者可用盲插。实施方法如下:

1.选择鼻导管内径比口插管小 1mm,如口腔插管需 8.0mm、鼻腔则选 7.0mm;长度通常比口腔长 20%;坚韧而有弹性,不易折屈或压瘪。

2.检查患者鼻孔通气情况。

3.先用麻黄碱滴鼻使局部血管收缩,用喷雾器将表面麻醉药于患者吸气时向两侧鼻孔喷入,每隔 1～2min 一次,共 3～4 次,约 1ml。然后进行环甲膜穿刺注入麻药 1～2ml,待 1～2min 麻醉完善后开始插管。

4.患者仰卧,头尽量后仰,鼻孔朝上,右手持外壁涂抹过滑润剂的导管与面部呈垂直方向插入鼻孔,避开鼻甲沿下鼻道,自鼻底部出后鼻孔至咽腔。

5.患者必须保留自主呼吸,依据导管内呼吸气流声的强弱来判断导管斜口端与声门之间的位置和距离,导管内不断呼出气体表示插管方法正确;趁患者吸气、声门开大时,将导管推入声门。如遇气流中断,应退管调整头位或左手按压喉结,再重插。

6.清醒经鼻明视下插管同上述盲探的操作方法,张口置入喉镜后,可借助喉镜及插管钳将导管送入声门。

四、麻醉后经鼻盲探插管

诱导前麻黄碱滴鼻,作表面麻醉。麻醉诱导用药后插管基本同清醒盲插。

五、麻醉后经鼻明视插管

麻醉诱导用药后可借助喉镜和插管钳使插管成功。操作方法同麻醉后经鼻盲探插管。

六、双腔支气管导管插管

双腔支气管导管的特点,可使左右支气管的通气暂时隔开,这样既可在健侧管腔通气,又可在双侧同时施行麻醉通气,还可分别吸除其分泌物,增加麻醉安全。目前常用 Robertshaw 双腔管,有 41,39,37,35,28 和 26F 六种型号,分别对应 6.5,6.0,5.5,5.0,4.5 和 4.0mm 管腔内径。近年来报道用支气管阻塞器来分隔肺的方法逐渐增多。

操作方法与气管内插管基本相同,以 Robertshaw 双腔管为例,不同之处如下:

1.导管需要有良好的滑润性。

2.插管前先检查套囊的密封性,并连接好导管接头。

3.声门暴露后,将导管远端弯曲的凹面先向前。当导管尖端通过喉部后,将导管旋转 90°(此时双腔管远端的凹面朝向拟要进入的支气管侧,近端弯曲的凹面向前),此时若使用了管芯,可撤出管芯,也可在插管完成后撤出管芯,但要注意防止气管损伤。

4.旋转完成后,继续将导管向前推进,直至双腔管的大部分都进入口腔。当双腔管到达正确位置时,身高 170cm 的男女患者平均深度是 29cm,身高每增加或减少 10cm,导管的深度增加或减少 1cm。

5.气囊充气后,分别钳夹一侧导管进行听诊,判定导管位置正确与否并调整导管深度。体位改变后,需再判断导管位置无误。

6.使用纤维支气管镜明确定位。

七、纤维支气管镜引导下插管

适用于气管插管困难病例施行清醒插管。

1. 先施行口、鼻、咽、喉气管黏膜麻醉。

2. 经鼻插管者，先将涂有少许润滑油的气管导管经鼻插至咽喉部，将纤维支气管镜杆经导管内插入声门抵达气管中段，然后将气管导管慢慢推入气管后退出纤维支气管镜。

3. 经口插管者，将气管导管套在纤维支气管镜上，术者用左手牵出舌体，用右手将镜杆沿舌背正中线插入咽喉，窥见声门后将纤支镜插至气管中段，然后将气管导管引导至气管，退出纤维支气管镜。

4. 为保证插管成功，术前需用足量抗胆碱药，术中应及时吸除分泌物。

5. 纤支镜进入气管后，可见到气管环，即可证实操作无误。

八、新型气管插管设备

1. 光棒。

2. 可视喉镜。

3. 硬质支气管镜。

4. 纤维支气管镜。

第六节 操作注意点

一、常见注意事项

1. 显露声门是气管插管术的关键，故暴露声门应迅速正确。

2. 遇插管困难需反复插管时，如麻醉转浅，必须重新加深麻醉并确保有效供氧，不应勉强插管，否则易造成插管损伤，尤其损及咽腭弓甚至危及生命。

3. 严禁上提喉镜时，将上门齿作为支点，损伤门齿。

4. 导管进入声门动作要轻柔，采用旋转导管作推进的手法，避免暴力，如导管过粗应立即更换备用导管。

5. 如遇肥胖或喉结过高，声门无法看清的患者，可请助手按压喉结部位以显露声门；或利用导管芯将导管弯成鱼钩状，用导管前端挑起会厌，实行盲探插管。

6. 插管完成后要及时判断导管是否误入食道或滑出。

二、判断方法

判断导管在气管内的常用方法：

1. 患者清醒时，插管成功后声门不能发音，同时由于导管刺激引起呛咳。

2. 压胸时，有气流从导管冲出。

3. 听诊两侧肺，呼吸音对称清晰，表示导管位置合适。

4. 胃内无呼吸声，胃无充气膨胀。

5. $EtCO_2$ 仪监测有二氧化碳呼吸波，脉搏氧饱和度良好，这是判断导管在气管内的金标准。

6. 纤维支气管镜检查可确认导管位置。

第七节　并发症及意外的防治

一、插管时的并发症及预防

1. 牙齿脱落。术前牙齿已有松动或有突出畸形，应尽量避免损伤牙齿，同时防止松动后脱落成为气管或食道异物。一旦牙齿脱落，应及时找到，妥善保管。

2. 软组织损伤。气道插管困难，由于唇、舌、咽后壁等擦伤引起出血、黏膜水肿等。

3. 其他反应。插管刺激导致血压升高、心率加快等反应。

4. 预防。

（1）操作轻柔、熟练，尽量减少不必要的损伤。

（2）置入喉镜前，先做高流量过度通气，以提高血氧浓度。

（3）置入喉镜前应有一定深度、充分完善的麻醉。

（4）限制暴露声门的时间不超过15s。

二、导管存留期间的并发症及处理

1. 导管阻塞。

（1）分泌物与异物应及时吸出。

（2）因导管过软扭曲等原因引起阻塞，应予及时检查更换。

2. 导管误入一侧支气管。尤以小儿容易发生。通过经常听诊两肺及时发现，即刻将导管放到正确位置。

3. 导管误入食道。多因插管操作时误入，也可因术中体位改变、手术操作等多种原因引起导管过浅脱出后进入食道。

4. 呛咳及支气管痉挛。多因麻醉变浅及气管内分泌物引起。可加深麻醉，清除气道分泌物，严重支气管痉挛可考虑用药解痉。

5. 气管黏膜损伤。多因套囊压力过高所致。

三、拔管后并发症及处理

1. 喉痉挛。一旦出现痉挛，要立即面罩加压供氧，去除痉挛原因。严重者可用肌松药解痉，必要时再次插管机械通气。

2. 误吸。拔管刺激引起恶心呕吐，同时喉部保护性反射尚未建立而出现误吸，须及时处理。

3. 咽喉痛。由于插管原因可引起术后咽喉痛等不适，数日后一般不经特殊治疗可自愈。

4. 喉水肿。多发于小儿、口咽和头颈部手术，常因插管机械性损伤或手术因素，少数可因术中过敏反应等引起。可针对原因防治。

5. 环杓关节脱位。

环杓关节前脱位：由于气管插管时喉镜插入或上提时，牵拉会厌皱襞致杓状软骨向声门前方移位而脱出。

后脱位：由于气管导管远端弯曲部向后外挤压杓状软骨，或气管导管气囊仍部分充盈时拔管，造成杓状软骨向后、外移位有关。

另外，由于环杓关节解剖异常（易脱位）、胃管插管困难、胃管留置时间长等各种原因也可能导致环杓关节脱位。

环杓关节脱位最常见症状为声嘶,其他有气息声、言语困难、咽喉不适、呼吸困难、饮水呛咳和发声疲劳等。

预防方法

(1)气管插管时动作要规范、轻柔。

(2)选用合适的导管,术中尽量避免过多搬动患者的头部。

(3)气管拔管时导管气囊一定要充分放气。

(4)环杓关节脱位易发生于伴有糖尿病、慢性结肠炎、肢端肥大症等患者中,遇到这些患者时要倍加注意。

(5)插胃管时如遇阻力不能蛮插,留置胃管在临床允许的时间范围内尽早拔管等。

处理原则

早发现,早诊断,早治疗。对气管插管术后出现声嘶的患者应想到有环杓关节脱位的可能及时请耳鼻喉科医师会诊处理。

6.喉溃疡及肉芽肿。多因导管摩擦声带突上的黏膜,尤以头部过度后伸以及长时间留管者(6～7d),需在直接喉镜下切除。

7.声带麻痹。偶见,原因不明。

第二十章

动静脉置管术

第一节　动脉穿刺置管术

一、适应证

1. 各种危重患者监测:各类严重休克、心肺功能衰竭、心肌梗死复苏后。
2. 各类重大手术监测:体外循环及其他心血管手术,控制性降温、控制性降压等。
3. 需反复抽取动脉血标本作血气分析及其他实验室检查。
4. 急性等容血液稀释时经动脉放血。

二、禁忌证

1. Allen's 试验阳性者禁行同侧桡动脉穿刺,可改行足背动脉穿刺。
2. 局部皮肤感染者,应更换穿刺部位。
3. 动脉病变或反复用同一血管穿刺测压。

三、穿刺途径

通常首选桡动脉,肱、股、足背动脉均可采用。

四、桡动脉穿刺置管术

1. 定位。

腕部桡动脉在桡侧屈腕肌腱和桡骨下端之间纵沟中,桡骨茎突上下均可摸到搏动。临床最常选用左侧桡动脉。

2. Allen's 试验。

用本方法估计来自尺动脉掌浅弓的侧支分流,观察手掌转红时间,0～6s 表示循环良好,7～15s 属可疑,＞15s 表示尺动脉血供不足,＞6s 者属 Allen's 试验阳性,不宜选用桡动脉穿刺。

3. 操作技术。

(1)常规戴无菌手套,消毒铺巾,局麻,套管针与皮肤呈 30°～45°角(角度大小与皮下脂肪多少及桡动脉深浅有关),对准中指摸到桡动脉方向,套管针接近桡动脉表面时刺入动脉,直到针尾出现血液为止。

(2)若套管针已进入动脉,则可见血液向外快速流出,固定针芯,将套管向前推进。拔出针芯,血流通畅表示穿刺成功,如无血喷出,应将套管缓慢退出,直至尾端有血喷出为止;再置入针芯引导,将套管沿动脉平行方向推进,血流通畅后即可接上连接管,压力换能器和监护仪。

(3)放平手腕,固定套管,以免滑出。

(4)套管用生理盐水持续冲洗,保持导管通畅,即可测压。

4. 并发症及预防。

(1)Allen's 试验阳性及动脉有病变者应避免桡动脉穿刺插管。

(2)注意无菌操作。

(3)尽量减轻动脉损伤。

(4)排尽空气。

(5)发现血块应抽出,不可注入。

(6)末梢循环不良时应更换穿刺部位。

(7)固定好导管位置,避免移动。

(8)持续用生理盐水冲洗。

(9)发现血栓形成和远端肢体缺血时,必须立即拔除测压导管,必要时可手术探查取出血块,挽救肢体。

五、足背动脉穿刺置管术

操作技术参照桡动脉穿刺置管术。

六、股动脉穿刺置管法

1. 定位。

股动脉由髂外动脉分出,在腹股沟韧带下方进入大腿上部,股动脉外侧是股神经,其内侧为股静脉,股动脉和股静脉位于血管鞘内。

2. 操作技术。

(1)在腹股沟韧带中点下 2cm 或腹股沟皮肤皱褶处摸到股动脉搏动表面。

(2)常规戴无菌手套,消毒铺巾,局部麻醉。右手持针,与皮肤呈 60°角进针、针尖接近动脉时刺入动脉。若针尾有血喷出,即可插入导引钢丝,经导引钢丝置入外套管。插入导引钢丝时应无阻力,若有阻力时不可硬插,否则会引起导引钢丝刺穿动脉,进入软组织内。

(3)固定导管和连接管,以免滑出。

(4)用肝素盐水冲洗一次,盖好敷料,即可测压。

3. 并发症防治。

常见并发症有血栓、栓塞、血肿和出血、动静脉瘘和假性动脉瘤等形成。防治方法与桡动脉穿刺插管基本相同。应避免在腹股沟上方穿刺,否则在出血或发生血肿时,很难用压迫方法控制,以致引起后腹膜血肿。

第二节　中心静脉穿刺插管术

一、适应证

1.各类重症休克、脱水、失血和容量不足者。

2.心肺功能不全者。

3.各类心血管手术及其他大而复杂手术。

4.大量输血输液和术中血液稀释需要。

5.血液透析疗法。

6.长期静脉输液、给药和静脉高营养疗法。

7.外周静脉穿刺困难。

8.经导管安置心脏临时起搏器。

二、穿刺途径

通常首选颈内静脉,其次为股静脉、颈外静脉及锁骨下静脉。

（一）颈内静脉穿刺插管

1.定位。

颈内静脉上段在胸锁乳突肌前缘内侧,中段在胸锁乳突肌锁骨头前部的深面、颈总动脉的前外方,下段位于胸锁乳突肌胸骨头与锁骨头构成的颈动脉三角内,在锁骨头内侧缘,终止于锁骨内端上方;与锁骨下静脉汇合后右侧进入右头臂静脉,左侧直入左头臂静脉。左颈内静脉后面及前斜角肌的前方有胸导管入左头臂静脉,穿刺时易受损伤,故穿刺时首选右侧颈内静脉。

2.操作技术。

（1）前径路:平卧,头略转向对侧,于中线旁开 3cm 于胸锁乳突肌前缘向内推开颈总动脉,确认胸锁乳突肌前缘中点进针,针干与皮肤呈 30°～45°角,针尖指向同侧乳头或锁骨中内 1/3 交界处前进,常在胸锁乳突肌中段后面进入静脉。

（2）中间径路:在颈动脉三角顶点穿刺进针,必要时使患者抬头,则三角显露清楚。肥胖和颈部粗短患者较难准确定位,可先摸及胸骨上切迹,然后沿锁骨外移确定锁骨头。在三角顶点定位时,左手食指可触及颈动脉,进针时可以避开动脉。

（3）后径路:在胸锁乳突肌后侧缘中下段交界处,锁骨上 5cm 或颈外静脉跨过胸锁乳突肌交点上缘进针,针头指向骶尾,向前对准胸骨上切迹,针轴与矢状面及水平面呈 45°,与肌平面呈 15°,通常在 3～5cm 的深度内就能进入颈内静脉。

（4）步骤:平卧、去枕和头仰、头转向对侧,必要时肩后垫高,头低位 15°～30°。常规消毒铺巾,穿刺点局麻。先用普通针试穿。确定位置后进行穿刺,左手食指定点,右手持针,进针方向与胸锁乳突肌锁骨头内侧缘平行穿刺,针尖对准同侧乳头方向,针轴与额平面呈 45°～60°角,一般深度是 2.5～5cm,以针尖不超锁骨为度。边进针边回抽血,抽到静脉血即表示针尖位于颈内静脉。穿到血管后,减少穿刺针角度（约 30°）。当血液回抽十分通畅后,固定好穿刺针位置,插入导引钢丝,然后置入外套管。置入钢丝时,如遇到阻力,应调整穿刺针位置,包括角度、斜面方向和深浅等。一般成人从穿刺点到上腔静脉右心房开口处约 10～15cm 左右。穿刺成功后,回抽导管见血,用肝素生理盐水冲洗即可接上 CVP 测压装置测压或输液,用无菌敷料固定。

3.并发症。

(1)局部血肿。

(2)穿破胸膜。

(3)左侧损伤胸导管。

(4)空气栓塞。

(5)感染。

(二)锁骨下静脉穿刺插管

1.定位。

静脉在锁骨下内1/3及第1肋骨上行走,在前斜角肌内缘及胸锁关节后方与颈内静脉汇合。

2.操作技术。

(1)常规消毒铺巾,仰卧位,去枕,头低位15°,穿刺点局麻。

(2)在锁骨中内1/3段交界处下方1cm处定点。右手持针,保持注射器穿刺针与额面平行,左手食指放在胸骨上凹处定向,穿刺针指向内侧,深度一般为3~5cm,穿刺针进入静脉后,即可抽到回血。置入导管前应充分扩皮,以便外套管能顺利置入。

(3)其他操作步骤与颈内静脉穿刺插管相同。

(4)并发症:易刺破胸膜,出血和血肿形成且不易压迫止血。

(三)股静脉穿刺插管

穿刺点在腹股沟韧带下方2cm的股动脉内侧。操作方法与股动脉穿刺插管基本相似。

第二十一章

控制性降压

控制性降压是采用各种麻醉方法和药物使血管扩张，主动降低手术区血管内压，以减少手术出血，同时保证重要器官氧供，降压结束后血压迅速回升至正常水平。

第一节　适应证

1.心血管手术，如主动脉瘤和动脉导管未闭等手术。

2.神经外科手术，如颅内血管瘤、动脉瘤、脑血管畸形、脑膜血管瘤以及颅后窝、下丘脑等深部颅内手术。

3.血供丰富组织和器官的手术，可能发生大出血、止血有困难的手术。

4.要求术野无血的内镜手术、显微外科手术。

5.麻醉期间的血压过高，及由此而引起的急性左心功能不全和肺水肿。

6.因宗教信仰而拒绝输血的患者，或有输血禁忌证的患者。

第二节　禁忌证

1.严重心脏疾病、肝肾疾病、脑病变、动脉硬化、中枢神经系统退行性疾病（如老年痴呆、糖尿病、甲状腺功能低下等）。

2.其他：难以纠正的贫血、严重营养不良、休克、重症感染、外伤、年龄过大或过小等。

第三节　麻醉选择

全身麻醉和硬膜外麻醉均可，以静吸复合麻醉为佳。

第四节　术前准备

1.行控制性降压前，患者血容量必须正常。如有丢失，应在术前补充。血容量低下或未及时补给，就不能实施降压麻醉。

2.需准备多功能监测仪、EKG、输液泵、降压药及血管活性药。

3.开放两条静脉通路并保持通畅。

4.常规中心静脉测压和桡动脉测压。

5.留置导尿，观察尿量。

第五节　实施技术和管理

一、常用控制性降压药

(一)吸入麻醉药

通常选择异氟烷、七氟烷。异氟烷可扩张血管,降低心脏后负荷,1.9MAC 可使周围血管阻力降低 50%,对心肌收缩力抑制作用较小,心排血量可保持不变,1.4～2.3MAC 异氟烷有脑保护作用。七氟烷降压作用与异氟烷基本相似,但降压作用更快,更易于控制。

(二)血管扩张药

1.硝普钠(SNP)。

$0.5～8\mu g/(kg \cdot min)$(平均 $3\mu g/(kg \cdot min)$),开始时 $3～5\mu g/(kg \cdot min)$,根据患者情况调整。剂量过大,可致血压剧降,总剂量不超过 1.5mg/kg。停药后在 1～10min 血压回升。通常用微泵输注。

2.硝酸甘油(NTG)。

$1～6\mu g/(kg \cdot min)$,根据患者情况调节剂量。停药后 4～22min 血压回升,通常用微泵输注。

二、管理

保持麻醉平稳、严防低容量、调整降压速度、注意体位调节、严密各项监测、加强术后护理等。

三、并发症

1.脑栓塞和脑缺氧。

2.冠状动脉供血不足、栓塞、心力衰竭和心搏骤停。

3.肾功能不全、少尿、无尿。

4.血压回升后反应性出血,手术部位出血。

5.持续性低血压和苏醒延迟等。

第二十二章

低温

　　利用物理和药物方法,使患者体温降到预定范围,以提高机体对缺氧的耐受力,称为低温。低温是指中心体温低于 35℃。轻度低温为 32～35℃,中度低温为 28～32℃,重度低温为 28℃以下。

第一节　低温生理

　　1. 全身各部位的温差。

　　低温时,全身各部位温度的下降速度及程度与其血运情况有关。血运丰富的脏器温度下降迅速,而肢体末端温度下降较慢。

　　2. 对代谢的影响。

　　人体代谢率符合 Van't Haff 定律,即温度每升高 10℃,代谢率升高一倍,反之每降低 10℃,代谢率降低一倍。但脏器耗氧量的降低与其温度降低程度不完全一致。

　　3. 对神经系统的影响。

　　34℃时神志能清醒,32℃以下神经反射减弱,31℃时痛觉消失,30℃以下的低温具有麻醉作用。低温使脑体积缩小,脑温每降 1℃,脑血流量下降 6.7％;25℃时脑体积缩小 4％,而脑外周围间隙可增加 31％。

　　4. 对呼吸的影响。

　　32℃时呼吸减慢至 10～12 次/min,28～30℃时呼吸减慢,26℃以下呼吸减慢至逐渐停止。低温使支气管扩张,氧离解曲线左移,但低温时氧的血浆物理性溶解量增加,有利于组织摄氧。

　　5. 对循环的影响。

　　由于窦房结功能直接受低温的抑制,心率随体温下降而减慢。28～30℃时,心率可维持 60～70 次/min,低于 28℃出现窦缓,室内传导减慢,P-R 间期及 QT 间期延长,或出现结性心律、房颤,甚至室颤,血压下降。25℃时心肌耗氧量为正常 50％。成人发生室颤的临界温度约在 26℃。

　　6. 对肾脏的影响。

　　体温每下降 1℃,肾小球滤过率约下降 5.3％,30℃时尿量增加,以后则逐渐减少,25℃时无尿。肾血流在 30℃时减少 50％,至 20℃时仅 20％。25℃时,Na^+、K^+ 排出也减少,尿 pH 偏碱性,复温达 34℃时肾功能完全恢复正常。

　　7. 对血液的影响。

　　浅低温时变化不大。中度低温时出血时间延长 5～7 倍,凝血时间及凝血酶原时间延长,白细胞明显减少,血球压积增高,血红素和红细胞均增加。

8.对药物作用的影响。

低温时,药物在体内降解速度减慢,肝脏解毒功能受一定抑制。

第二节 适 应 证

1.心血管手术。

2.重度创伤休克。

3.脑外科手术。

4.中毒性疾病

5.高代谢状况。

第三节 低温的实施

1.体表降温法:用冰水浴或冰袋、冰帽降温,前者需在全麻下施行。

2.体腔降温法:用0~4℃无菌生理盐水反复灌洗胸、腹腔或经胃、膀胱灌注。

3.血流降温法:经体外循环变温器降温。

4.头部降温:常用冰帽降温。

第四节 降温期间的监测及注意事项

1.低温时,常规测量鼻咽或食管、直肠温度。食道中段温度能及时反映心脏温度,下降速度较快。直肠温度下降较慢,不能及时反映心、脑温度。鼓膜温度接近脑温,但需要特别温度探头。

2.维持合适的麻醉深度,预防寒颤,以减少氧耗。

3.低温期间,应进行体温、心电图、血压、氧饱和度、尿量、血气等监测。

4.低温可引起凝血功能障碍,故应注意出血倾向。

5.低温易发生心律失常,应注意防范。

第二十三章

氧疗及呼吸机治疗

第一节　氧　疗

通过吸入高浓度氧使血浆中溶解氧量增加,以改善组织的供氧,预防、缓解或纠正各种原因引起的低氧血症即为氧疗。

一、常用氧疗方法

1. 鼻导管。

可用单鼻导管、鼻塞或双鼻导管置于鼻前庭供氧。此法方便安全,但氧浓度不稳定,常用氧浓度计算公式为 $FiO_2 = 21 + 4 \times$ 氧流量(L/min),适用于轻度及恢复期呼吸衰竭的患者。

常用供氧流量 1~4L/min,流量过高时患者难以耐受。

2. 普通吸氧面罩。

常用供氧流量 5~10L/min,流量过低可造成呼出气重复吸入。

3. 带贮氧袋或贮氧套管的吸氧面罩。

使用方法同普通吸氧面罩。

4. 文丘里空气稀释面罩(空气稀释面罩)。

通过混入一定比例的空气,调节吸入氧浓度。按产品说明输入规定的氧流量(常为 10L/min),根据氧疗所需的吸入氧浓度,调节空气混入口的大小,使刻度指在相应的位置。

5. 经气管导管吸氧。

在气管导管尾端接 T 型管、麻醉机或呼吸机吸氧。

二、氧疗的注意事项

氧疗前应注意检查气源、流量计及管道等器具,确认能有效供氧。应对氧气进行湿化,注意无菌操作,预防交叉感染。注意有些患者只能用"控制性氧疗":如二氧化碳慢性潴留的患者,其呼吸中枢对二氧化碳已不敏感,呼吸节奏主要来自低氧对外周化学感受器刺激。这种患者吸氧后易加重二氧化碳潴留,必须控制吸入氧浓度,采取持续低流量吸氧,即控制性氧疗。故氧疗过程中应进行呼气末氧浓度和动脉血氧分压的监测。

氧疗不能替代气道管理和辅助呼吸。有气道梗阻的患者必须首先打开气道;呼吸停止或严重通气不足的患者必须进行控制呼吸或辅助呼吸,同时吸入高浓度氧。

应指出如果长时间吸入 $FiO_2 > 50\%$ 后,对慢性缺氧及低氧血症患者反而不利:

1.可抑制低氧对呼吸中枢的刺激作用,导致通气量减少,甚至高碳酸血症、呼吸暂停。

2.易造成吸入性肺不张和小气道关闭。

3.抑制气管黏膜纤毛运动,削弱呼吸道防御能力。

第二节　呼吸机的临床应用

一、适应证

1.应用于全身麻醉患者。

2.术后或 ICU 需呼吸支持的患者。

3.呼吸功能障碍的患者。

4.严重创伤需要呼吸支持的患者。

5.心肺复苏的患者。

二、常用机械通气模式

(一)容量预置模式

机械控制通气和辅助通气过去统称为间歇正压通气(IPPV),大多采用时间启动、流量或容量限定、时间切换原理。此类通气模式下,每次通气潮气量恒定,但气道压随患者因素可有较大变化,素有定容通气之称。

1.机械控制通气(CMV)。

大多采用时间启动,流量或压力限定,时间切换原理。特点是不受自主呼吸影响,呼吸机按照预定的节律形成通气周期。是最常用的通气方式之一。适用于呼吸停止、通气不足、呼吸功能不全等各种情况,也是麻醉中应用肌松药后常用的通气方式。

2.机械辅助呼吸(同步呼吸 AMV)。

当患者有微弱自主呼吸,气道内压力或流量发生变化时,触发呼吸机工作,完成同步呼吸。特点是呼吸机节律由患者自主呼吸控制。

3.间歇指令通气(IMV),同步间歇指令通气(SIMV),每分钟指令通气(MMV)。

在自发呼吸的基础上,给患者有规律地间歇地或同步地进行指令通气,以补充自主呼吸之不足。常用于撤离呼吸机前的过渡。

4.其他:叹息通气、吸气末停顿、反比通气(RV)、容量支持通气(VSV)、压力调节容量控制通气(PRVCV)等。

(二)压力预置模式

特点是每次通气气道压恒定,潮气量随患者因素变化,又称为容量可变模式。

1.压力控制通气(PCV)。

控制通气模式下的压力支持通气,采用时间启动,压力限定,时间切换原理。不受自主呼吸影响,按预定时间吸气启动,先以大气流输出快速达到预定气道压,继以持续气流保持气道压在预定水平,到预定时间进行呼气切换。

2.压力限定通气(PLV)和压力支持通气(PSV)。

辅助通气时患者吸气产生气道负压,形成压力触发。限定通气模式时吸气期以恒定的气流肺充气,当气道压达到限定值时呼气切换。而支持通气模式时先以大气流输出快速达到预定气道压,继以持续气流使气道压保持在预定水平,当吸气流量降低到预定最小值时呼气切换。

3.呼气末正压(PEEP)。

在正压通气时保持呼气末期气道正压。PEEP 可增加 FRC,增加肺顺应性,改善 V/Q 比例,提高 PaO_2,但因呼吸道压力增加,可影响心血管功能。临床上需选择最佳 PEEP,兼顾呼吸和循环功能。高水平 PEEP 只在必要时使用。

4.持续气道正压(CPAP)。

在自主呼吸时气道内保持持续正压,使用 PEEP 通气模式。

5.其他。

气道压释放通气(APRV)、双水平气道正压通气(BiPAP)等。

（三）特殊通气方式

高频通气(HFV),低频通气(LFV),体外 CO_2 排除(ECCOR)等方式。

三、呼吸机使用前检查和准备

1.呼吸机使用者应该熟悉所用的呼吸机性能,按照产品使用说明书正确操作。

2.使用前检查呼吸机的气源、电源,检查呼吸机工作是否正常,测试呼吸机回路有无漏气、报警系统是否正常或呼吸机的自检程序运行是否正常。

四、呼吸机参数调节

呼吸机参数的调节视患者情况而定,并需根据人工通气期间各项监测指标的变化随时调整。

1.每分通气量:成人 90～120ml/kg 计量,小儿 120～130ml/kg 计量,婴儿 130～180ml/kg 计量。

2.呼吸频率:成人 10～14 次/min,小儿 12～16 次/min,婴儿 20～30 次/min,新生儿 40～60次/min。

3.吸呼比:I：E 为(1：1)～(1：4),常用 1：2。

4.吸入氧浓度:(FiO_2):0.3～1.0,长时间人工通气时 FiO_2 尽量不超过 0.5。

5.其他参数:PEEP 值、同步触发灵敏度、加温温度、吸气平台、叹息(Sign)、报警界限等根据需要进行调节。

在使用呼吸机期间应监护患者的生命体征和血气。实时监测 SpO_2 和 $ETCO_2$ 比血气能更方便、更及时发现情况,有条件时应进行监测。

五、患者与呼吸机对抗

因患者呛咳、屏气、自主呼吸过速等导致呼吸机不能正常工作,影响患者通气效果时应积极处理。具体方法:

1.检查和排除原因。

2.调整通气模式和呼吸机参数。

3.使用镇静药、镇痛药。

4.使用肌松药。注意神志清醒的患者,不可单独使用肌松药。

六、呼吸机撤离

1. 撤离呼吸机的临床指征。

（1）导致使用呼吸机的原发病（或病理状态）恢复或好转，如患者一般情况稳定、神志清醒、肌力良好、循环稳定等。

（2）呼吸功能改善，自主呼吸增强，咳嗽有力。吸痰等暂时断开呼吸机时，无明显呼吸困难或缺氧状况发生，降低机械通气量患者能自主代偿。

（3）血气、电解质、肾功能等基本正常。

2. 撤离呼吸机的生理指标。

撤机的生理指标不是绝对的，个别指标不能独立反映情况，应综合判断。

（1）最大吸气压力超过 20cmH$_2$O。

（2）自主潮气量＞5ml/kg，频率 12～30 次/min。

（3）肺活量＞10～15ml/kg，深吸气量＞10ml/kg。

（4）FiO$_2$ 为 1.0 时，PaO$_2$＞300mmHg；FiO$_2$＜0.4 时，PaO$_2$＞60mmHg，PaCO$_2$＜50mmHg。

（5）胸肺顺应性＞25ml/cmH$_2$O。

3. 撤离呼吸机的方式。

（1）直接撤机：适用于短时间呼吸机辅助呼吸或全麻术后患者等。

（2）间断 T 形管试验性撤机：断开呼吸机，改为 T 管吸氧，密切观察。有异常情况立即恢复辅助呼吸。

（3）用特殊通气模式过渡撤机：包括 PSV、CPAP、SIMV＋PSV 等模式过渡撤机。

（4）人工手法辅助撤机：用麻醉机呼吸囊手法辅助，模拟特殊通气模式的效果。

七、呼吸机使用的其他问题

1. 人工呼吸期间要加强监测和护理，保持呼吸道（气管插管）通畅，及时吸除气道分泌物。

2. 防治感染。吸痰管应每次更换，呼吸机管路要按照医院感染管理有关规定定期更换和消毒。

3. 对原发病的治疗，加强支持治疗，改善营养状况，改善循环功能，为撤机创造条件。

第二十四章

心肺脑复苏

心搏骤停(Cardiac Arrest)指患者的心脏在正常或无重大病变的情况下,受到严重打击引起的心脏有效收缩和泵血功能突然停止。一旦发生应立即进行心肺复苏(CPR)术。CPR 包括基础生命支持(BLS)、进一步生命支持(ACLS)及延续生命支持(PLS)。心血管急救成人生存链包括:①立即识别心搏骤停并启动急救系统;②尽早进行心肺复苏,着重于胸外按压;③快速除颤;④有效的高级生命支持;⑤综合的心搏骤停后治疗。在 BLS 阶段,最重要的是迅速识别、启动和正确实施复苏措施。

第一节　心搏骤停的诊断

心搏骤停的诊断依据有:

1. 患者意识突然丧失,昏倒于任何场合。

2. 心音无、大动脉搏动无。

3. 心跳呼吸停止。

4. 面色苍白或紫绀,瞳孔散大。

5. 心电图:成一直线、心室颤动和心电机械分离。

其中最重要的是第一条,非专业人士可仅判断意识,确认无意识后即可呼救及胸外按压;专业人士切勿反复进行测血压、听心音或描记心电图等行为来确认诊断,以免延误抢救时间。

第二节　基础生命支持(BLS)

心肺复苏程序(新生儿除外)为"C－A－B"即胸外按压、开放气道和人工呼吸,并尽早使用 AED。现场急救时未经专业医疗培训的百姓可施行单纯胸外按压的心肺复苏;对麻醉科医师而言,也要把建立有效人工循环放在第一位。

对于新生儿,心搏骤停最可能的原因为呼吸因素所导致,复苏程序应当为"A－B－C"顺序;如果已知是心脏原因所导致,可改为"C－A－B"顺序。

现场心肺复苏流程:

一、评估环境安全

发现患者倒地,应首先确认现场是否存在危险因素,以免影响救治,并将患者转移至安全的环境。

二、检查患者意识

患者若无反应、无呼吸或无正常呼吸（仅有濒死喘息），则立即呼救，启动急救医疗服务系统（EMSS）并索取自动体外除颤器（AED）。

三、脉搏检查

1 岁以上患者触摸颈动脉，1 岁以下患者触摸肱动脉。

医务人员检查脉搏的时间不应超过 10s，如 10s 内没有触摸到脉搏或不确定已触摸到脉搏，应立即开始心肺复苏并使用 AED（如果有的话）。

四、"C"（Cardiac Compression）心脏按压

（一）胸外心脏按压

1.将患者仰卧在硬板上或平地上。

2.急救者在一侧，以一手掌根置于胸骨中下 1/3 交界处或双乳头连线与前正中线交叉处。手掌根横轴与患者胸骨纵轴平行，一手掌交叉重叠另一手背上，十指相扣，手指翘起，以免直接按压肋骨。

3.急救者肘关节伸直，双肩正对患者胸骨上方，两肩、臂、肘垂直向下按压（借助双臂和躯体的重量）。每次抬起时，掌根不要离开胸壁，保持已选择好的按压位置不变。

4.按压速率至少为 100 次/min。

5.成人按压幅度至少为 5cm；婴儿和儿童的按压幅度至少为胸部前后径的三分之一（婴儿大约为 4cm，儿童大约为 5cm）。

6.保证每次按压后胸部回弹。

7.尽可能减少胸外按压的中断。

8.每挤压胸骨 30 次，进行人工呼吸 2 次，即以 30：2 为一个循环。

9.每 5 个循环为一个按压周期。在一次按压周期内，按压与放松时间各为 50%。每做完一个周期（约 2min）后复查脉搏，有心电监护者持续观察。若有多人在场，一个周期后应更换按压者，每次更换尽量在 5s 内完成。

10.对婴儿和儿童，若现场有 2 名施救者，每挤压胸骨 15 次，进行 2 次人工呼吸，即以 15：2进行。

11.婴幼儿胸外心脏按压方法。

（1）定位：双乳连线与胸骨垂直交叉点下方 1 横指。

（2）幼儿：一手手掌按压。

（3）婴儿：环抱法，双拇指重叠下压；或一手食指、中指并拢下压。

12.经腹膈下心脏按压。

上腹部手术时常用。

（二）胸内心脏按压法

1.开胸手术患者发生心跳骤停，胸外心脏按压无效，或有不适宜胸外心脏按压者，如胸壁开放性损伤、肋骨骨折、胸廓畸形、心包填塞、张力性气胸、心肺及大动脉损伤、人工瓣膜置换术后等，均应考虑胸内心脏按压。

2.一般取左胸第四肋间自胸骨旁 2～2.5cm 至腋中线弧形切口进胸。

3.挤压方法有三种：

（1）单手挤法：右手四指并拢平放于心脏后面（左心室），拇指和大鱼际在心脏前面（右心室），有节奏地挤压至少 100 次/min。

（2）双手挤压法：双手分别置于左、右心室，协调用力按压心脏。

（3）向胸骨推压法：右手四指并拢平放在心脏的后面，将心脏向胸骨方向挤压。

五、"A"（Airway）保持呼吸道通畅

呼吸道通畅是施行人工呼吸的首要条件，须及时清除呼吸道内异物、分泌物、血液或呕吐物等。

压额抬颏（又称仰头抬颏）法：用一只手按压患者的前额，使患者头部后仰，同时用另一只手的食指及中指将下颏托起，使舌根离开咽后壁，以利通气。

托下颌法：疑颈椎受伤时，医务人员使用。双手在患者头部两侧，握紧下颌角，双肘支撑在患者平躺平面，用力向上托下颌，拇指分开口唇。

六、"B"（Breathing）人工呼吸

1.呼出气人工呼吸法：口对口或口对鼻人工呼吸法。

2.空气人工呼吸法：使用简易呼吸器和面罩施行加压人工呼吸，适用于现场抢救或暂时使用。

3.氧气人工呼吸法：使用喉罩或气管导管连接氧气，人工或机控呼吸。

在人工呼吸同时应观察患者胸廓有无隆起，每次通气应持续 1s 以上，避免通气过急过猛。

在两人抢救，并已建立高级气道（如气管插管、气管切开）的情况下，胸外心脏按压无需因通气而停止，通气频率为 8～10 次/min。

对有脉搏患者只进行人工呼吸而不按压，通气频率为：成人 10～12 次/min，婴儿和儿童 12—20 次/min。

发生在医院内的 CPR，应尽早使用面罩－简易呼吸器人工通气，尽早行气管插管，接呼吸机进行机械通气，保持有效的氧供应，同时避免过度通气。

七、"D"（Defibrillation）体外电除颤

1.应尽可能早地实施除颤。

2.院外目睹发生的心脏骤停，施救者应从胸外按压开始心肺复苏，并尽快使用 AED（如果有）。

3.院外发生的心搏骤停且持续时间＞4～5min，或无目击者的心搏骤停患者，应立即给予 5 个循环约 2min 的 CPR（一个 CPR 循环包括 30 次胸部按压和 2 次人工呼吸）后再除颤。

4.对于医院内有心电监护的患者，从室颤到给予电击的时间应尽可能短，在等待除颤器就绪时应进行心肺复苏。在 3min 内开始高质量的 CPR 是成功复苏的关键。如患者带有自动电击功能的埋藏式复律除颤器（ICD），则在实施人工电除颤前，允许 30～60s 的时间让 ICD 自行处理。

5.电除颤前后中断胸部按压的时间要尽可能短。

6.电除颤后应立即继续心肺复苏程序，完成 5 个 30：2 循环后，再去检查患者的脉搏、呼吸或心电图。

7.儿童（1～8 岁）首选剂量衰减型 AED。对于婴儿（＜1 岁），应首选使用手动除颤器而不是 AED 进行除颤。如果没有手动除颤器，则优先使用装有儿科剂量衰减器的 AED。如果两

者都没有,可以使用不带儿科剂量衰减器的 AED。

8.对装有植入式心律转复除颤器的患者,放置电极片或电极板位置时不要导致除颤延误,应避免将电极片或电极板直接放在植入装置上。

第三节　进一步生命支持(ACLS)

一、继续实施高质量的心肺复苏程序

1.有条件的,应为气管插管患者持续使用二氧化碳波形图进行定量分析,如果呼气末二氧化碳($P_{ET}CO_2$)<10mmHg,应尝试提高心肺复苏质量。

2.如果有创舒张压<20mmHg,应尝试提高心肺复苏的质量。

二、加强生命体征监测,以优化心肺复苏质量并检测是否恢复自主循环(ROSC)

1.持续监测脉搏、心电图和血压有无恢复和上升。

2.$P_{ET}CO_2$ 突然持续增加(≥40mmHg),常提示自主循环恢复。

3.行有创动脉测压,监测自主动脉压波动。

三、电击除颤

成人在胸内开始用 5～20J(不超过 50J),胸外除颤成人需用 200～360J(单相波)或 120～200J(双相波),小儿 2J/kg。可使用自动体外除颤器(AED)。

四、药物治疗

1.心肺复苏时给药途径。

(1)静脉给药:首选给药途径。建议从中心静脉给药。

(2)气管内给药:肾上腺素、异丙肾上腺素、阿托品、利多卡因、溴苄胺等,常规剂量用生理盐水稀释至 5～10ml 后注入。钙剂及去甲肾上腺素不能从气管内注入。

(3)骨髓内给药:适用于≤6 岁的患儿。

2.常用药物。

(1)肾上腺素:成人常用量 1mg,一般 3～5min 可重复使用。如小剂量复苏效果不佳,则可增加至 5～10mg。气管内给药每次 1～2mg。

(2)利多卡因:常用剂量 1mg/kg,每 3～5min 可重复给药,最大剂量 3mg/kg。复律成功后可继续 2～4mg/min 维持。

(3)胺碘酮:常用量 1～3mg/kg,用于室性心律失常和难治性室颤。

(4)异丙肾上腺素:常用量 3～5μg 一次,必要时重复注射,或持续静脉滴注,用于心动过缓的患者。

(5)阿托品:可提高窦房结自律性和房室传导性,用于心动过缓者。成人用量 0.5～1mg 静注,每 3～5min 重复使用,总量不超过 0.04mg/kg。

(6)氯化钙:能增强心肌的张力和收缩力,适用于血浆高钾或低钙引起的心跳停止,或心跳已恢复但心肌收缩无力,血压偏低者,一次用量 5～10mg/kg。

(7)碳酸氢钠:首量 $NaHCO_3$ 用量 mmol=BD×0.25×体重(kg)计量。经计算先用 1/2～2/3 量,用药 1h 以后再进行酸碱测定,然后按 BD 计算后补给。

（8）腺苷：在未分化的、规则的、单型性、宽 QRS 波群心动过速的早期处理中，对于治疗和诊断都有帮助，但不得用于非规则、宽 QRS 波心动过速，易致室颤。

（9）不建议用阿托品治疗无脉性心电活动（PEA）/心搏停止，增强节律药物可作为有症状、不稳定型心动过缓进行起搏的替代方法之一。

五、建立高级气道

1. 使用气管插管、喉罩、气管切开等各种方法建立高级气道，维持通气。
2. 建议使用二氧化碳波形图来确认和监测气管插管位置和通气情况。
3. 8～10 次/min 的人工呼吸，同时伴以持续的心脏按压。

六、查找病因

及时进行各项适当检验检查，查找病因。

如低血容量、缺氧、酸中毒、低钾或高钾血症、低温治疗、张力性气胸、心脏填塞、毒素、肺栓塞、心梗等原因。

七、血糖

血糖超过 10mmol/L 即应控制，但应避免低血糖。

第四节　延续生命支持（PLS）

1. 维持循环稳定。

补充血容量，治疗心律失常，加强生理监测。

2. 改善呼吸功能。

加强呼吸管理，继续进行有效的人工通气，以利自主呼吸恢复以及改善呼吸功能。避免长时间吸入高浓度氧，可保持 FiO_2 在 45％左右。

3. 防治肾功能衰竭。

（1）维持有效循环，当尿量开始增加到 50ml/h 以上，尿比重大于 1.015 时，提示肾功能恢复满意。

（2）解除肾血管痉挛。复苏早期的少尿，多数为低血容量或肾血管痉挛而引起。当 CVP 正常、血压稳定，可使用血管扩张药、利尿合剂（氨茶碱 0.25g，咖啡因 0.35g，维生素 C 3.0g、普鲁卡因 1.0g，溶于 10％GS 500ml 内静滴）或多巴胺 1～5μg/（kg·min）。

（3）纠正酸中毒。

（4）应用利尿剂，早期使用利尿药可预防脑水肿和急性肾衰的发生。

第五节　脑缺氧防治

心肺脑复苏的最终目的是恢复智能和工作能力，其中支持呼吸和循环功能是首要问题，防治脑缺氧和脑水肿是关键所在。一般治疗包括如下几项内容：

1. 降温。

建议采用全身浅低温和头部重点降温法。肛门温度降至 32～34℃，而以头部局部降温为主。要降低脑代谢和颅内压，减轻脑水肿和脑细胞损害，须提高脑血流灌注，改善脑循环，促进脑细胞功能早日恢复。

2.脱水。

应早期进行脱水疗法,监测动脉压和中心静脉压,及时监测尿量和血钾,防止低血钾。

3.激素。

可稳定细胞膜功能,减轻脑水肿,消除自由基,调整血脑屏障,降低毛细血管通透性。

4.解痉。

(1)咪达唑仑 0.2mg/kg 静脉注射。

(2)必要时应用丙泊酚 10mg/kg 静脉注射。

(3)肌肉松弛剂:仅用于难以控制的惊厥,推荐用非去极化肌松药。

5.高压氧治疗。

6.感染合并症的防治。

第六节　终止复苏的指标

1.心肺复苏有效,可终止复苏,转入下一步治疗,其指标有:

(1)意识恢复。

(2)有自主呼吸。

(3)大动脉处可扪及搏动,或可测得血压。

(4)散大的瞳孔开始缩小。

(5)面色红润,皮温变暖。

2.院外停止心肺复苏指标:

(1)恢复有效自主循环及通气。

(2)患者转移到其他医护人员或医院。

(3)环境安全危及到施救者。

(4)判定死亡,无救(无心跳、无脉搏,心电图呈一直线、致死性伤害、疾病终末期、死亡已久)。

(5)原则上院前不停止心肺复苏。

3.院内停止心肺复苏指标:

(1)患者已恢复自主呼吸和心跳。

(2)心肺复苏进行 30 分钟以上(高级生命支持),检查病人仍无反应、无呼吸、无脉搏、瞳孔无回缩。

(3)致死性损伤或疾病、经各种救治措施无效。

(4)终末性疾病:癌症晚期、重要器官慢性功能衰竭、高龄生命终结。

(5)有不做心肺复苏的遗嘱,并征得家庭成员同意。

附　新生儿复苏

一、复苏的准备

对于任何一次分娩,即使是无高危因素的分娩,亦应作好最基本的新生儿复苏的准备。基本的新生儿复苏准备包括:

(一)人员准备:至少有一名专职负责新生儿复苏的医护人员,要求其具有完整的复苏技能,能进行初步复苏、正压通气和胸外按压等。如果分娩前发现有高危因素存在,如羊水胎粪污染,预计分娩会有高度危险性,则需要至少两名主要负责新生儿复苏的医护人员。

(二)设备准备:所有设备应功能完好,就近放置,随时可用。

1. 保温设备:预热加热器(辐射床)、毛巾或毯子。

2. 清理气道设备:独立吸引器或中心吸引器、吸球、10F 或 12F 吸痰管、胎粪吸引管。

3. 供氧设备:氧源(中心供氧或氧气瓶)、空氧混合仪、输氧管等。

4. 通气设备:正压通气装置(自动充气式气囊、气流充气式气囊、T 组合复苏器等)、8F 胃管及 20ml 注射器。

5. 气道管理设备:喉镜、0 号和 1 号镜片、气管导管(2.5,3,3.5,4 号)、听诊器、二氧化碳检测器等。

(三)药物及输液准备:1:10000 肾上腺素、生理盐水、脐静脉导管等。

二、评估

(一)娩出的新生儿,只要存在以下任一问题,就需要开始新生儿初步复苏:

1. 非足月新生儿。

2. 羊水不清亮。

3. 新生儿无呼吸或无哭声。

4. 新生儿肌张力欠佳。

(二)Apgar 评分

Apgar 0~2 分应立即进行 CPR;3~4 分应给予正压通气,5~7 分给予面罩供氧并刺激即可。

呼吸情况可通过观察胸廓起伏及听诊加以估计,心率通过听诊或脐动脉触诊判定。

三、新生儿复苏四步骤

新生儿复苏分为四步:初步复苏、通气、胸外按压以及应用复苏药物和液体治疗。每一个步骤约持续 30 秒时间,其中包括步骤完成后再次评估时间。通过评估呼吸、心率和皮肤颜色来决定是否进行下一步复苏。

(一)初步复苏

1. 保持体温。

(1)使用辐射床:新生儿应全身裸露,使复苏操作和观察更为有利。

(2)擦干婴儿:新生儿主要通过蒸发散热,故将婴儿置于辐射床后应尽快擦干躯体及头面部的羊水及血迹。另一方面,这一动作还能提供轻微的刺激,促发或有助于维持婴儿呼吸。

(3)对于严重窒息者,应避免新生儿过热。

2. 保持气道通畅。

(1)新生儿仰卧或左侧卧位,稍呈头低足高位,颈部应保持中立位且稍仰伸。

(2)如有必要立即吸引呼吸道。先吸引口咽,然后鼻腔。吸引时间不应超过10s。吸引在一定程度上提供了触觉刺激,足以触发呼吸的开始。但低氧血症和咽部刺激可引起迷走神经反射导致心动过缓,因此两次吸引之间应供氧并注意心率变化。

3. 触觉刺激。

安全而适宜的触觉刺激方法:

(1)拍打或轻弹足底。

(2)轻轻地摩擦背部、躯干和四肢。

4. 评估生命体征。

在完成上述三项初步处理后,应立即进行下列生命体征的评估:

(1)呼吸:刺激婴儿后首先观察有无出现呼吸动作。若有呼吸,则立即评估心率;若无呼吸,应立即实施正压通气。

(2)心率:心率应当≥100次/min。确定心率最简单、最快速的方法是触摸脐带根部的脐动脉搏动。用6s的时间数新生儿的心跳,乘以10即得出每分钟的心率数值。若心率<100次/min,应进行正压通气。

(3)皮肤颜色:呼吸良好,心率≥100次/min,但仍有中心发绀的(通过面部、躯干、黏膜的颜色决定),应高流量供氧;手足发绀(手、足呈蓝色)属于正常情况,并不存在低氧血症。窒息、发绀、心率<100次/min,应进行正压通气。

(二)通气

1. 正压通气的指征:

(1)没有呼吸(呼吸暂停)或喘息样呼吸。

(2)有呼吸,但心率<100次/min。

(3)在100%氧浓度常压给氧的情况下,皮肤颜色持续发绀或血氧饱和度仍在目标值以下。

2. 不同类型的正压通气复苏装置:

(1)自动充气式气囊。

(2)气流充气式气囊。

(3)T组合复苏器。

临床最常用的是自动充气式气囊。

3. 操作方法

操作者应位于新生儿头端或左侧方。

(1)面罩的放置。先将面罩一侧口边置于下颏,再覆盖口鼻,形成密封。一般只需用大拇指和食指和/或中指环绕面罩并微用力向下按压而用无名指将面罩下缘固定于下颏。

(2)通气频率。一般应在40~60次/min或略小于1次/s。

(3)通气压力。开始时要求气道压达30~40cm·H_2O,持续2s以充分扩张肺泡,此后呼吸道压力应尽量降低(保证胸廓有效起伏即可),防止胃扩张进一步影响呼吸。

4. 面罩通气无效、需气管内吸引或需长时间辅助通气时,应施行气管内插管。

(三)胸外心脏按压

1. 胸外心脏按压的指征:

在至少30s有效的正压通气(PPV)后,心率仍<60次/min。

2. 胸外心脏按压操作:

(1)操作者站位(需两名抢救人员共同协作)。人工通气者常位于头端,胸外按压者常位于婴儿两侧或足端。

（2）双手拇指法。以双手大拇指并列或重叠于胸骨下 1/3，其他手指环绕躯干，并以双手手指支撑后背。首选双拇指按压胸骨。

（3）单手双指法。以中指和食指或中指和无名指的指尖按压胸骨下 1/3，另一只手支撑婴儿后背。

（4）按压部位。胸骨下 1/3。临床上在两乳头间设想有一连线，胸骨下 1/3 则恰好位于这条连线下方。

（5）按压压力。要求将胸骨压下 1.5～2cm，或为胸廓前后径的 1/3。

（6）频率。胸外按压和人工通气应相互协调，避免同时进行，比例约为 3∶1。按压 90 次/min，配合 30 次通气，约相当于 120 次/min 按压的效果。按压 30s 后评估呼吸、心率和皮肤颜色。

（7）胸外心脏按压终止。建立了协调的胸外心脏按压和正压通气后，要在至少 45～60s 后才能进行心率评估（短暂评估），只要心率≥60 次/min，即可停止胸外心脏按压。如心率>60 次/min，但<100 次/min，停止胸外心脏按压，继续正压人工通气。一旦心率≥100 次/min，新生儿开始自主呼吸，应逐渐减少正压通气频率和压力，直到停止正压通气。

（四）复苏药物和液体治疗

进行正压通气和胸外心脏按压后，如心率仍<60 次/min，应给予复苏药物。脐静脉是三根脐血管中管径最大、管壁最薄的血管，为新生儿复苏的最佳血管通路。如无静脉通路，可经气管内导管给予肾上腺素、利多卡因或纳洛酮，药物可用生理盐水 1～2ml 稀释。

1. 肾上腺素：常用剂量 0.01～0.03mg/kg，1∶10000 溶液静注。通过气管内导管给药时，剂量应加大，极量为 0.1mg/kg，必要时 3～5min 重复使用。

2. 纳洛酮：可用于产妇使用麻醉性镇痛药后继发的新生儿呼吸抑制。首剂 0.1mg/kg。

3. 碳酸氢钠：不提倡常规使用。如需要，应选用新生儿专用配方（4.2%），根据血气分析中 pH 和 $PaCO_2$ 的结果指导用药。

4. 阿托品、钙剂和葡萄糖：除非有特殊指征，新生儿不提倡使用这些药物。

5. 液体治疗：容量不足时选择等渗晶体液较白蛋白为好，输液量 10ml/kg，必要时重复。

第二十五章

术后镇痛

术后疼痛多为较强的急性疼痛,系机体对疾病本身和手术创伤所致的一种复杂的生理反应。尽管此种疼痛持续时间较短,但较剧烈,尤其是创伤大的手术,易给患者造成精神上的打击,而且还影响全身各系统的功能,可引起一些严重的并发症,特别对于伴有心、脑、肺等重要脏器病变和老、弱、婴幼儿及代谢紊乱者,直接妨碍其顺利康复,甚至造成严重意外或危及生命。随着医学科学技术的发展和人们生活水平的提高,术后镇痛势在必行。

第一节　实施术后镇痛要求

1.医院应设有全天候能提供服务的急性疼痛管理小组(APS),小组应由麻醉科医师主导。

2.麻醉科医护人员应与有关科室医护人员密切合作,以确保术后镇痛的质量。

3.有关医护人员应接受相关教育培训,掌握术后镇痛的知识和处理不良反应、并发症的能力。

4.严格掌握镇痛方法使用适应证,是否实施术后镇痛,采用药物和方法应在术前访视时和患者或家属讲明。同时进行术后镇痛科普知识宣教。

5.焦虑、恐惧或失眠等心理原因会增加术后疼痛。术前与患者进行交谈,提供围术期有关信息,告之术后可能发生的情况及处理方法等,以及在术后关心、体贴、安慰患者,有利减轻患者术后疼痛和康复。

6.实施术后镇痛全过程要有详细记录,认真做好交接班。

第二节　疼痛评估

一、疼痛强度评分法

可采用 VAS 评分,"0"为无痛,"10"为剧烈疼痛。

二、术后镇痛效果评估原则

1.评估静息和运动时的疼痛强度,只有运动时疼痛减轻才能保证患者术后躯体功能的最大恢复。

2.在疼痛未稳定控制时,应反复评估每次干预后的效果。原则上静脉给药后 5～15min、口服用药后 1h 应评估治疗效果。

3.对突如其来的剧烈疼痛,尤其是生命体征改变(如低血压、心动过速或发热)应立即评估,观察是否存在切口裂开、感染、深静脉血栓等情况,并做出相应处理。

4.疼痛治疗结束时应由患者对医护人员处理疼痛的满意度,及对整体疼痛处理的满意度分别做出评估。

第三节 术后镇痛给药途径和给药方案

一、全身给药 包括口服给药和肌肉注射给药

	口服给药	肌肉注射给药
临床应用	• 神志清醒的、非胃肠手术和术后胃肠功能良好患者的术后轻、中度疼痛的控制 • 也可在术后疼痛减轻后,以口服镇痛作为延续 • 用作其他给药途径的补充(如预先镇痛)或多模式镇痛的组分	• 适用于门诊手术和短小手术术后单次给药
优 点	• 无创、使用方便、患者可自行服用	• 肌注给药起效快于口服给药
缺 点	• 肝—肠"首过效应"以及有些药物可与胃肠道受体结合,生物利用度不一 • 药物起效较慢,调整剂量时既应考虑药物的血液达峰时间,又要参照血浆蛋白结合率和组织分布容积	• 注射痛、单次注射用药量大、副作用明显 • 重复给药易出现镇痛盲区
常用药物	• 对乙酰氨基酚、非选择性NSAIDs、选择性环氧化酶—2抑制药、可待因、曲马朵、羟考酮、氢吗啡酮、丁丙诺啡,以及对乙酰氨基酚与曲马朵或羟考酮的口服复合制剂或上述药物的控、缓释制剂	• NSAIDs(酮洛酸、氯诺昔康、美洛昔康、帕瑞昔布)、曲马朵、哌替啶和吗啡的注射剂
注意事项	• 禁用于吞咽功能障碍(如颈部手术后)和肠梗阻患者 • 术后重度恶心、呕吐和便秘者慎用	• 连续使用不超过3～5天

二、静脉注射给药

1.单次或间断静脉注射给药。

(1)适用于门诊手术和短小手术。

(2)药物血浆浓度峰谷比大,易出现镇痛盲区,需按时给药。

(3)静脉炎、皮下渗漏为常见并发症。

(4)常用药物有NSAIDs(酮洛酸、氯诺昔康、氟比洛芬酯、帕瑞昔布)、曲马朵和阿片类(哌替啶、吗啡、芬太尼、舒芬太尼)的注射剂。

2.持续静脉注射给药。

(1)一般先给负荷量,迅速达到镇痛效应后,以维持量维持镇痛作用。

(2)由于术后不同状态疼痛阈值变化,药物恒量输注的半衰期不等,更主张使用病人自控方法,达到持续镇痛和迅速制止爆发痛。

三、局部浸润给药

1.局部浸润简单易行,适用于浅表或小切口手术如阑尾切除、疝修补术、膝关节镜检术等。

2.也可以切口长效局麻药浸润,减少全身镇痛药的用量。

3.局麻药中加入阿片类药物,可增效镇痛作用并延长镇痛时间。

四、常用持续外周神经阻滞

1.适用于相应神经丛、神经干支配区域的术后镇痛。例如肋间神经阻滞、上肢神经阻滞(臂丛)、椎旁神经阻滞、下肢神经阻滞(腰丛、股神经、坐骨神经和腘窝)等。

2.病人可保持清醒,对呼吸、循环功能影响小,特别适于老年、接受抗凝治疗病人和心血管功能代偿不良者。

3.使用导管留置持续给药,可以获得长时间的镇痛效果。

五、硬脊膜外隙给药

1.适用于胸、腹部及下肢手术后疼痛的控制。

2.其优点是:不影响神志和病情观察,镇痛完善,也可做到不影响运动和其他感觉功能。

3.手术后 $T_3 \sim T_5$ 硬膜外隙镇痛,可改善冠状动脉血流量,减慢心率,有利于纠正心肌缺血。

4.在下腹部和下肢手术,可以完全阻断手术创伤引起过高的应激反应。

六、多模式镇痛

联合使用不同的镇痛药物或镇痛方法,由于每种药物的剂量减小,副作用相应降低,镇痛作用相加或协同,从而达到最大的效应/副作用比。镇痛药物的联合应用临床上常在下列类型药物之间进行组合:对乙酰氨基酚、NSAIDs、曲马朵和阿片类。

七、镇痛方法的联合应用

主要指局部麻醉药切口浸润(区域阻滞或神经干阻滞)与全身性镇痛药(NSAIDs 或曲马朵或阿片类)的联合应用。病人镇痛药的需要量明显降低,疼痛评分减低,药物的不良反应发生率低。

第四节　病人自控镇痛(PCA)

一、PCA 的优缺点

1.优点。

(1)PCA 给药符合药代动力学的原理,更容易维持最低有效镇痛药浓度。

(2)止痛药的使用真正做到及时,迅速,解决了患者对止痛药需求的个体差异。

(3)有利于患者在任何时刻、不同疼痛强度下获得最佳止痛效果。

(4)减轻了疼痛所致的不良反应,如应激、心肌缺血,肺不张及延迟功能锻炼。

(5)给药及时,定时观察病情变化即可,减轻医生、护士的工作量。

(6)便携式设计,治疗时不受体位及空间的限制。

2.缺点。

(1)各种原因可造成用药过量或进药不足,从而导致呼吸抑制和镇痛效果不佳,如电脑泵程序设置错误、启动键被意外按压等。

（2）PCA 治疗机故障，如启动键失灵、电源中断、导管松脱与注药泵意外破裂等。

（3）PCA 泵的性能质量不佳等均可严重影响 PCA 的效果和安全性。

二、PCA 基本要素

1. 负荷剂量。

术后立刻给予，药物需起效快，剂量应能制止术后痛，避免术后出现镇痛空白期。

2. 持续剂量。

保证术后达到稳定的、持续的镇痛效果。静脉 PCA 时，对芬太尼等脂溶性高、蓄积作用强的药物应不用恒定的背景剂量或仅用低剂量。

3. 冲击剂量。

使用速效药物，迅速制止爆发痛。一般冲击剂量相当于日剂量的 $1/12 \sim 1/10$。

4. 锁定时间。

保证在给予第一次冲击剂量达到最大作用后，才能给予第二次剂量，避免药物中毒。

三、PCA 不同给药途径

	PCIA 静脉	PCSA 皮下	PCEA 硬膜外	PCNA 外周神经
临床应用	适用于术后中、重度疼痛	适用于静脉穿刺困难的病人	适用于术后中、重度疼痛	神经丛或神经干留置导管采用 PCA 持续给药
常用药物	阿片类药（布托啡诺、吗啡、芬太尼、舒芬太尼、阿芬太尼）和曲马多	吗啡、氯胺酮和丁丙诺啡。哌替啶具有组织刺激性不宜用于 PCSA	常采用低浓度罗哌卡因或布比卡因等局麻药复合芬太尼、舒芬太尼、吗啡、布托啡诺等药物	0.2% 罗哌卡因、0.1%～0.125% 布比卡因、0.1%～0.2% 左旋布比卡因

四、严格掌握镇痛泵使用适应证

1. 手术范围广、时间长的病人，如各科的癌根治手术、头颈胸腹部联合手术、骨科大手术病人、部分腹腔镜手术病人等。

2. 开胸、开腹且切口较长的手术病人。

3. 泌尿科前列腺电切术的病人。使用术后镇痛泵还有利于缓解前列腺痉挛，减少出血。

4. 癌性痛患者、顽固性内科疼痛患者。

5. 凡合并有严重血容量不足或低氧血症的患者应慎用，应在积极治疗，病情得到明显改善后再启动 PCA 泵。

五、PCA 应用中的有关问题及处理

1. 阿片类药物的副作用。

（1）恶心呕吐。

（2）皮肤瘙痒。

（3）深度镇静。

（4）呼吸抑制。

（5）胃肠功能紊乱。

2.机械故障及操作不当。

3.镇痛效果不良的处理。

(1)增加单次给药剂量,这是非常有效的方法,但副作用的发生率也随之提高。

(2)缩短锁定时间,锁定时间的确定应考虑镇痛药物的起效时间。

(3)在间断给药的基础上增加一个持续(背景)输注,但采用较高输注速率进行持续输注可降低 PCA 固有的安全性,患者可能出现过度镇静或呼吸抑制。

(4)采用辅助镇痛治疗,包括在病变局部应用局部麻醉药;蛛网膜下隙或硬膜外间隙应用吗啡,肌内注射或静脉应用非阿片类药物等,均可改善镇痛效果,并减少 PCA 镇痛药用量及其副作用。

第二十六章

慢性疼痛、癌痛诊治

第一节　慢性疼痛诊治

一、采集病史和体格检查

1.病史:包括一般内科病史和疼痛的发作、性质、强度、分布、持续时间、过程、情感变化及恶化和缓解因素,以及与疼痛伴随的症状(如运动、感觉和自主神经系统的变化)。

2.体格检查:要系统、全面、认真进行,包括神经、肌肉、骨骼系统检查。不仅要对疼痛原因,还要对疼痛的影响进行评估和记录。

3.心理评估:包括目前的精神心理症状(如焦虑、抑郁或愤怒)、人格特征与疼痛的关系。

二、评估和治疗方案建立

1.病史和体格检查是患者病情的主观和客观反映,构成诊断的基本要素。

2.仔细询问患者疼痛的性质、部位、放射范围及活动与体位的关系等。

3.各项辅助检查必须要与病史和体检资料相结合,是疾病诊断的基本原则。

4.明确诊断后,方可制订治疗方案。治疗方案需考虑疼痛强度、疼痛类型、基础健康状态、合并疾病以及患者对镇痛效果的期望和对生活质量的要求。

5.慢性疼痛综合治疗的目标

(1)增加病人对自身疼痛的认识,树立信心和具备能力。

(2)减轻疼痛,建立疼痛康复工程,提高生活质量。

(3)减少用药的种类和剂量,减少药物不良反应。

(4)避免不必要的手术治疗。

(5)调整机体功能异常,特别是神经系统功能调节。

三、神经阻滞和有创治疗原则

1.治疗前,应向患者及其家属交代清楚病情,治疗方法的优缺点及注意事项,认真填写知情同意书,并做好登记工作。

2.实施神经阻滞疗法和有创治疗时,必须严格执行无菌操作。急救设备和药品准备齐全。

3.慎给身体极度衰弱、有出血倾向或严重心力衰竭的患者采用神经阻滞疗法和有创治疗。

4.严禁对皮肤感染者或全身严重感染者(菌、毒、败血症)进行神经阻滞疗法和有创治疗。

5.严禁对白血病患者采用神经阻滞疗法和有创治疗。

6.严禁给椎管肿瘤或肿瘤转移患者实施椎管内治疗。

7.需谨慎采用神经破坏疗法。

四、疼痛诊治医师素质

1.具有相关学科临床诊疗知识和技能的主治医师担任,要有良好的职业道德和精湛的医疗技术。

2.要选用简单有效的治疗方案。要先无创、再微创、轻创、重创的治疗原则,尽力提高疗效,减少病人痛苦。

3.要熟悉常用局麻药的剂量、浓度等药理作用。要熟知各种神经阻滞的适应证、禁忌证、并发症和预防措施。

4.根据病情要选用最熟练的操作技术,重要部位不能过多穿刺。注射时要反复抽吸,以防意外和并发症。

5.要掌握麻醉意外的处理和心肺复苏技术,以提高抢救成功率。治疗后要严密观察患者10～30min,明确患者无不良反应后方可离开。

6.有疑难问题或异常情况要及时报告上级医师以便妥善处理。

第二节 癌痛诊治

1.癌痛性质。

80％的晚期癌症患者伴有疼痛症状。其中50％为骨转移所致,50％为压迫或侵犯所致。癌性疼痛多为慢性持续性疼痛,但也可表现为间断的、爆发性的疼痛。抗肿瘤治疗可能导致疼痛,即疼痛加重可能预示疾病进展。

2.癌痛评估。

患者的主诉是疼痛评估的主要依据,要全面、动态评估疼痛,同时进行必要的体检,辅助检查,诊断性治疗。

疼痛评估方法:可借助常用的 VAS、NRS 和 VRS 法。

3.癌痛治疗。

癌痛明确诊断后,就应及早镇痛治疗,并同时开展抗肿瘤治疗、心理干预、康复治疗。

(1)目的:持续有效地消除疼痛;减少药物的不良反应;将疼痛及治疗带来的心理负担降到最低;最大限度地提高生活质量。

(2)方法:病因治疗;镇痛药物治疗;非药物治疗;神经阻滞疗法及神经毁损治疗;心理疗法等。采用个体化综合治疗方案。

4.癌症疼痛治疗基本原则。

(1)首选无创途径给药。如口服吗啡缓释片、芬太尼透皮贴剂、直肠栓剂等,可根据不同患者情况予以选择。

(2)按阶梯给药(详见5)。

(3)按时用药。止痛药物应有规律地按规定时间给予。使用止痛药时,先滴定能控制患者疼痛的剂量,按时给药。

(4)个体化给药。阿片类药无理想标准用药剂量,存在明显个体差异,能使疼痛得到缓解的剂量即是正确的剂量。选用阿片类药物,应从小剂量开始,逐渐增加剂量直到缓解疼痛又无明显不良反应的用药剂量,即为个体化给药。

（5）注意事项。对使用止痛药的患者特别是阿片类药物，应注意监护，密切观察和预防药物的不良反应。

5.按阶梯给药。

镇痛药物的选择应依疼痛程度，由轻到重选择不同强度的镇痛药物。

（1）轻度疼痛。首选第一阶梯非甾体类抗炎药。对乙酰氨基酚和非甾体类抗炎镇痛药（NSAIDs）是第一阶梯的代表药物。长期使用 NSAIDs 时应使用预防性药物，以保护胃肠道黏膜，高危患者还应监测肾功能和出血倾向。

（2）中度疼痛。选择第二阶梯药物。选用弱阿片类药物，以可待因为代表，同时可合用非甾体类抗炎药。阿片类药物新剂型如吗啡、羟考酮、曲马朵、可待因等控缓释剂型使中度疼痛的治疗更便利，它们克服了传统复合剂型中对乙酰氨基酚或 NSAIDs 的天花板效应，更便于调整剂量。

（3）重度疼痛。选择第三阶梯药物。吗啡仍为最常用的强阿片类药物，口服吗啡控缓释剂仍是首选的给药途径。口服羟考酮、氢吗啡酮的即释和控缓释剂型可作为吗啡之外的选择。芬太尼透皮贴剂和丁丙诺啡贴剂仅用于不能口服止痛药或不能耐受口服止痛剂的患者，而且应在患者的疼痛得到有效控制、日阿片剂量稳定后使用。

强阿片类药物美沙酮也是治疗重度癌痛的有效药物。但因其半衰期、作用时间存在显著的个体差异，仅限于对其有丰富使用经验的医生选用。

选强阿片类药物使用的同时合用非甾体类抗炎药。两类药物合用可增加阿片药物的止痛效果，减少阿片类药物的用量和不良反应。

三阶梯用药的同时，可依病情选择三环类抗抑郁药或抗惊厥类药等辅助用药。

6.非甾体类抗炎药。

癌痛治疗的基础药物，尤其对骨及软组织疼痛治疗效果肯定，无耐药和药物依赖性，但有剂量极限性。非甾体类抗炎药副反应较多，不要盲目增加剂量，必要时合用阿片类，COX-2 选择性抑制剂副反应相对减少。

7.阿片类。

无剂量极限性，应初始剂量滴定，换药时应等效剂量适当减量。

解救剂量：每小时可以用 10％～20％的 24h 口服阿片类量。

辅助用药有皮质类固醇激素（症状改善后即用最低有效剂量）、抗惊厥药（卡马西平、苯妥英、丙戊酸和氯硝西泮、加巴喷丁）、抗抑郁药（三环类）、NMDA 受体拮抗剂、可乐定（α_1 受体激动剂，尤其适用于神经病理性疼痛）。

纳洛酮是阿片呼吸抑制的拮抗药。

8.联合用药。

治疗重度疼痛必要时可联合第一阶梯药物。爆发性疼痛首选皮下或静脉给药途径止痛，以尽快控制疼痛，不推荐肌肉注射给药止痛。

9.癌症急性疼痛处理。

并非都是癌症恶化导致，分清原因，针对性处理，如癌症恶化导致，治疗恶性疾病为首选；反复评估，调整止痛方案；理疗和心理治疗；必要时有创止痛。

10.治疗伴随或突发性疼痛。

加用速效阿片类减轻疼痛。频繁单次给阿片类治疗急性疼痛，提示需增加基础阿片量，可通过皮下注射进行快速滴定，计算阿片类药物解救剂量。极度疼痛可用 PCA 镇痛。非甾体类抗炎药对减少阿片类用量，三环类药物对治疗神经病理性疼痛均有较好效果。

11. 骨转移疼痛的治疗。

癌症疼痛的最常见原因。

常用放射治疗,可减轻疼痛并可降低病理性骨折发生,但显效需要一定时间。

常用方案:阿片类＋放疗＋非甾体类＋双磷酸盐类(减少骨吸收)。

12. 影响因素。

影响癌痛治疗的障碍因素有医务人员、患者和药品管理、供应等方面的原因。其中部分医务人员没有严格按 WHO 三级止痛阶梯治疗的原则。同时医务人员和患者"恐癌"心理以及药品管理过严是影响癌痛治疗的主要因素。

第二十七章

困难气道管理

第一节　困难气道的定义

困难气道（Difficult Airway）：具有 5 年以上临床经验的麻醉科医师在面罩通气时遇到了困难（上呼吸道梗阻），或气管插管时遇到了困难，或两者兼有的一种临床情况。

1.困难面罩通气（Difficult Mask Ventilation）

麻醉科医师在无他人帮助的情况下不能维持正常的氧合和/或合适的通气，使面罩纯氧正压通气的患者无法维持 SpO_2 在 92％以上。

2.困难气管插管（Difficult Intubation）

（1）困难喉镜显露：用常规喉镜，经过多次努力后仍不能看到声带的任何部分（喉镜显露分级 Ⅳ级）。

（2）困难气管插管：无论存在或不存在气管病理改变，经过正规训练的麻醉医师使用常规喉镜正确地进行气管插管时，经三次尝试仍不能完成或插管时间大于 10min。

（3）插管失败：在多次插管努力后未能插入气管导管。

根据有无困难通气将困难气道又分为非急症气道和急症气道。

非急症气道：仅有困难气管插管而无困难面罩通气的情况下，患者能够维持满意的通气和氧合，能够允许有充分的时间考虑其他建立气道的方法。将这种单纯的困难插管气道定义为非急症气道。

急症气道：困难面罩通气兼有困难气管插管时，患者处于紧迫的缺氧状态，必须紧急建立气道，这种不能正压通气同时可能合并困难气管插管的气道定义为急症气道。不能面罩通气又不能气管插管可导致气管切开、脑损伤和死亡的严重后果。

第二节　困难气道的原因

困难气道的原因可按插管路径和病因两个方面来分类。

1.按路径分类：包括入口、视野、目标三个方面。

（1）入口：限制导管进入的因素，在鼻腔（鼻息肉、骨刺、鼻骨畸形）或口腔（张口困难、巨舌、肿瘤、小下颌、腭部狭窄）。

（2）视野：妨碍喉镜暴露喉部组织结构的因素（巨舌、肿瘤、疤痕、咽部组织水肿）。

（3）目标：影响导管插入声门的病理条件（声带息肉、肿瘤、疤痕，或伴气管移位）。

2.按病因分类：包括气道解剖生理变异、局部或全身疾患影响、创伤后致解剖结构畸形三个方面。

(1)气道解剖生理变异:表现为短颈、小嘴、龅牙、巨舌、口咽腔狭小、高腭弓、上颌骨前突、错位咬颌、下颌退缩或发育不全、下颌骨增生肥大、会厌过长或过大、声门下狭窄等。各种可能导致插管困难的先天性综合征见表3.27.1。

表3.27.1　可能导致插管困难的先天性综合征

综合征	特　征
Down	巨舌、小嘴使喉镜置入困难,可能合并声门下狭窄、喉痉挛
Godenhar	下颌发育不全、颈椎棘突异常使喉镜置入困难
Klippel-Feil	颈椎融合导致颈项强直
Pirre-Robin	小嘴、巨舌、下颌畸形,新生儿必须清醒插管
Treacher Collins	下颌面骨发育不全使喉镜置入困难
Tunre	困难插管可能性大

(2)局部或全身疾患影响:

①肌肉骨骼病主要有:颈椎强直、颞下颌关节强直、弥漫性骨质增生和茎突舌骨韧带钙化等。

②内分泌病主要有:肥胖、肢端肥大症、甲状腺肿大等。

③炎症性疾病:感染性炎症有坏疽性口炎、扁桃体周围脓肿、会厌炎、喉水肿等;非感染性炎症较常见的有放疗性炎症或纤维化、类风湿疾病、强直性脊椎炎、颈椎骨性关节炎。

④上呼吸道或邻近部位肿瘤。

(3)创伤、放疗、烧伤后致气道解剖结构畸形。

①口腔颌面创伤引起上呼吸道出血、异物阻塞。

②口腔颌面创伤伴有颈椎损伤。

③下颌骨骨折后发生舌后坠、牙列错位和牙关紧闭。

④头面部手术后发生口腔、咽喉、颌面部组织缺损、移位,以及瘢痕粘连挛缩。

⑤多次接受放射照光治疗后咽喉组织广泛黏连固定。

⑥头面部烧伤愈合后瘢痕增生出现小口畸形、颏胸粘连。

各种可能影响气道管理的病理状态见表3.27.2。

表3.27.2　可能影响气道管理的病理状态

疾　病	特　征
炎症性疾病	
感染性会厌炎	置入喉镜会加重梗阻
脓肿(下颌下、咽的壁、Ludwig角)	气道扭曲,导致面罩通气及气管插管困难
急性喉炎、支气管炎、肺炎(现患或既往)	气道敏感性增高,易咳嗽、喉痉挛、支气管痉挛
放疗	喉水肿或气道水肿、纤维化扭曲气道或使操作困难
类风湿性关节炎	颞下颌关节炎、颈椎强直、喉转动、环杓关节炎使插管困难
强直性脊柱炎	颈椎融合使喉镜直视困难
破伤风	牙关紧闭,不能经口插管

续表

疾　病	特　征
颞下颌关节综合征	严重的张口受限
真性强直	
假性强直(烧伤、创伤、放疗、颞骨切除术)	
硬皮病	皮肤紧张,颞下颌关节受累致张口受限
内分泌病	
内分泌或代谢性肢端肥大	巨舌,骨生长过度
糖尿病	可能减少寰枕关节活动度
甲状腺功能低下	巨舌、软组织黏液性水肿使通气和插管困难
甲状腺肿大	气管受压、扭曲
肥胖	面罩通气困难,意识消失时上呼吸道梗阻
创伤	
创伤性异物	气道梗阻
颈椎创伤	操作时颈部移动可能损伤颈髓
颅基底部骨折	经鼻插管误入颅腔
上、下颌骨折	气道梗阻、面罩通气困难及气管插管困难
喉部骨折	操作时气道梗阻加重,气管插管时加重损伤或误入他处
软组织、颈部损伤(水肿、出血、气肿)	气道解剖性扭转及气道阻塞
肿瘤	
上呼吸道肿瘤(咽、喉)	自主呼吸时吸入性呼吸困难
下呼吸道肿瘤(气管、支气管、纵隔)	气管插管后仍不能解除气道阻塞
血管神经性水肿	水肿致梗阻使通气、插管困难

第三节　困难气道的评估

　　大约90％以上的困难气道病人可以通过术前评估发现。对于已知的困难气道患者,按照一定规则,有准备有步骤地处理将显著增加病人的安全性。因此,所有病人都必须在麻醉前访视时对是否存在困难气道做出评估。

　　1.了解病史:详细询问有无可能影响气道方面的局部或全身疾患病史、有无致气道解剖结构畸形的创伤、放疗、烧伤病史是气道管理的首要工作。

　　2.体检评估气道的方法:术前行气道评估,查看有无生理或病理性气道解剖变异。介绍以下六种最常用的方法,推荐多个方法的综合分析。前五种方法是在麻醉前,第六种方法是在诱导过程中应用。

　　(1)Mallampati分级。病人坐在麻醉医师的面前,用力张口伸舌至最大限度(不发音),根据能否看到悬雍垂以及咽部的其他结构给患者分级,见表3.27.3和图3.27.1。

表 3.27.3　Mallampati 分级

分　级	观察到的结构
Ⅰ级	可见软腭、咽腔、悬雍垂、咽腭弓
Ⅱ级	可见软腭、咽腔、悬雍垂
Ⅲ级	仅见软腭、悬雍垂基底部
Ⅳ级	看不见软腭

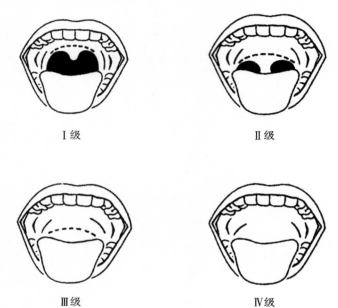

Ⅰ级　　　　　　　　　　Ⅱ级

Ⅲ级　　　　　　　　　　Ⅳ级

图 3.27.1　Mallampati 分级

咽部结构分级愈高预示喉镜显露愈困难，Ⅲ级，特别是Ⅳ级属困难气道。该分级是一项综合指标，其结果受到患者的张口度、舌的大小和活动度以及上腭等其他口内结构和颅颈关节运动的影响。

（2）张口度：不能够将口张开，上下门齿间距（Interincisor Distance）小于 3cm，无法置入喉镜，导致喉镜显露困难，见图 3.27.2。

正常值≥3cm（二指），若<3cm，则有插管困难可能。

（3）甲颏距离（Thyromental Distance）。是头在伸展位时，测量自甲状软骨切迹至下颚尖端的距离。该距离受许多解剖因素，包括喉的位置的影响。成人正常值在 6.5cm 以上，如果小于 6cm 或小于检查者三横指的宽度，提示气管插管可能遇到困难。见图 3.27.3。

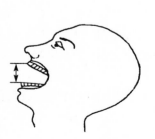

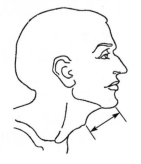

图 3.27.2　张口度　　　　　　图 3.27.3　甲颏距离

甲颏间距≥6.5cm插管无困难,6～6.5cm间尚可在喉镜下插管,＜6cm(三指)无法用喉镜插管。

(4)下颚前伸幅度。下颚骨活动性的指标,能反映上下门齿间的关系(Relation of Maxillary and Mandibular Incisors)。如果病人的下门齿前伸能超出上门齿,通常气管插管是容易的。如果病人前伸下颚时不能使上下门齿对齐,插管可能会困难。下颚前伸幅度越大,喉部显露就越容易。下颚前伸幅度越小,易发生前位喉(喉头高)而致气管插管困难。

(5)头颈运动幅度(Range of Motion of Head and Neck)。寰椎关节的伸展度反映头颈运动的幅度,伸展幅度愈大就愈能使口轴接近咽轴和喉轴,在颈部屈曲和寰椎关节伸展的体位下最易实施喉镜检查。

检查方法:患者取坐位,头取垂直正位并稍向前,张大口,保持上齿的咬合面与地面平行,然后让患者慢慢尽量仰头,寰椎关节的伸展达到最大程度,用量角器测上齿咬合面与地面之间的旋转角度,根据所角度分四级,见表3.27.4和图3.27.4。

表 3.27.4　寰椎关节伸展度

分级	旋转角度
Ⅰ级	上齿咬合面与地面之间的旋转角度>35°
Ⅱ级	旋转角度减少 1/3(呈 20°～25°)
Ⅲ级	旋转角度减少 1/2(呈 10°～12°)
Ⅳ级	旋转角度仅在 10°以内

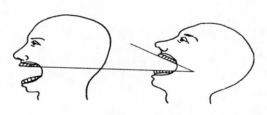

图 3.27.4　寰枕关节伸展度

(6)喉镜显露分级(Laryngoscopic View Grading System)。Cormack 和 Lehane 把喉镜显露声门的难易程度分为四级,见表3.27.5和图3.27.5。

表 3.27.5　Cormack-Lehane 喉头分级

分级	观察到的结构
Ⅰ级	可见整个喉头结构,包括会厌、声带、声门前联合
Ⅱ级	声门被会厌部分阻挡,仅能见声门后 1/2 或 1/3 结构
Ⅲ级	只见会厌,无法看见喉腔结构
Ⅳ级	只见咽后壁,无法看到会厌

该喉镜显露分级为直接喉镜显露下的声门分级,与咽部结构分级有一定相关性,可作为判断是否插管困难的参考指标,Ⅲ级以上提示插管困难。

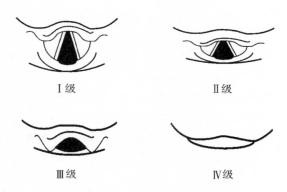

图 3.27.5 Cormack-Lehane 喉头分级

第四节 困难气道工具

1.非急症气道工具。

在维持通气的条件下,麻醉医师应当选择相对微创和自己熟悉的方法建立气道。

(1)普通喉镜片。

(2)各种可视喉镜。

(3)光棒。

(4)可视硬质喉镜。

(5)纤维支气管镜。

(6)喉罩。

(7)管芯类:包括硬质管芯,可调节弯曲度的管芯以及插管探条。

2.急症气道工具。

(1)喉罩:既可以用于非急症气道,也可以用于急症气道。

(2)食管-气管联合导管。

(3)可弯曲困难喉镜。

(4)环甲膜穿刺置管和通气装置。

(5)环甲膜穿刺逆行气管插管装置。

麻醉科都应该准备一个困难气道设备车,内容包括上述急症和非急症气道工具。

第五节 困难气道处理流程

根据术前评估情况是否预料为困难气道,将处理流程分为两类,以便明确目标,区别对待。

1.已预料的困难气道。

已预料的困难气道流程图见图 3.27.6。

2.未预料的困难气道。

未预料的困难气道流程图见图 3.27.7。

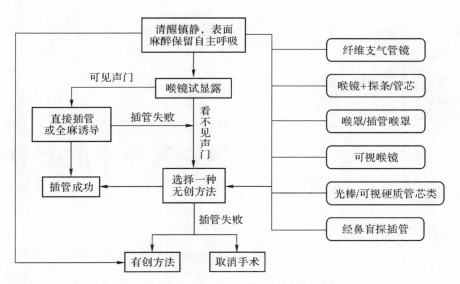

图 3.27.6　已预料的困难气道流程图

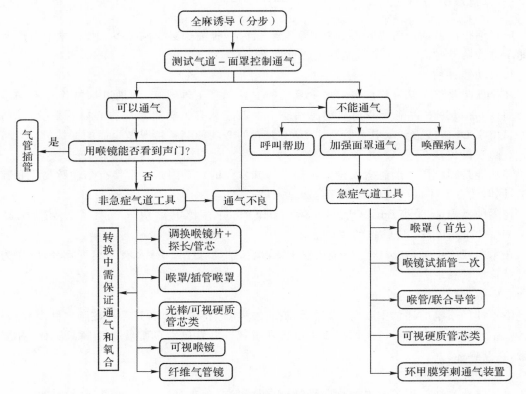

图 3.27.7　未预料的困难气道流程图

第二十八章

器管移植术的麻醉管理

第一节　肝脏移植术的麻醉管理

一、术前准备

应对终末期肝病患者进行心、肺功能等全面评估,提前做必要的准备。如果术前有严重心功能不全或肺动脉高压,术中可能发生严重意外。

1. 心功能评估。

高排低阻是终末期肝病患者心血管系统的主要病理生理改变,晚期肝病常伴有不同程度的心肌病,部分患者可能合并冠状动脉疾病。术前应从有关病史及一些心血管系统检查,如ECG、UCG、DCG 或冠状动脉血管造影等,对患者的心功能储备情况做全面的评估。

2. 肺功能评估。

肺功能是影响围术期患者安全及增加术后并发症的重要因素。常伴有肺动脉高压和肺部感染,同时还存在不同程度的肝肺综合征。

轻度肺动脉压增高(mPAP 25～35mmHg)是肝移植的适应证。严重的肺动脉高压(mPAP＞45mmHg)是肝移植的禁忌证。

在术前或术中经治疗(吸 NO 或静滴 PGI_2)后,肺动脉压或 PVR 有明显下降者,应视为非绝对肝移植禁忌证。

3. 中枢神经系统。

中枢神经系统的评估主要是了解肝性脑病的程度,肝昏迷患者是否存在脑水肿及其程度,对其术中液体治疗及内环境的调控应予以特别重视。肝性脑病的症状包括睡眠障碍、扑翼样震颤,甚至昏迷。

4. 肾功能评估。

术前肾功能评估需了解患者日尿量、血生化(肌酐、尿素氮)、肾小球滤过率、尿蛋白、尿钠等指标,及是否需要靠利尿剂维持日生理尿量。

肝肾综合征的诊断标准:

(1)慢性或急性肝病伴有进行性肝功能衰竭和门静脉高压。

(2)肾小球滤过率降低,血清肌酐＞1.5mg/dl(＞132.6μmol/L)或 24h 肌酐清除率＜40ml/min。

(3)无休克、进行性细菌感染和当前或最近使用肾毒性药物的证据,而且没有胃肠道丢失或经肾性液体丢失。

（4）在停止利尿剂和用1.5L等张盐水扩容后肾功能没有持续改善。

（5）蛋白尿＜500mg/dL，经超声检查没有实质性肾病或尿路梗阻的证据。

5.肝功能评估。

存在不同程度低蛋白血症、胸水、腹水、皮肤巩膜黄染、精神异常、凝血功能障碍等，按Child-Pugh分级多属于3级，少部分属于2级。

6.血液系统评估。

终末期肝病常合并有贫血、血小板减少、凝血系统异常。

7.水、电解质及酸碱平衡。

肝功能衰竭患者常有代谢性酸中毒及低钾性碱中毒，以及低镁血症、低钠血症。

二、术中监测

1.必须监测的项目。

有创动脉测压、CVP、SpO_2、$P_{ET}CO_2$、EKG、体温、凝血功能检查（PT，APTT，INR，Fbg）、D-Dimer，血常规、血生化检查、尿量、血气分析及电解质。

2.有条件或必要时的监测项目

PAP，PCWP，CO，PVP，SVR、胃黏膜pH、SvO_2、SVV、TEE、BIS、EVLW、胶体渗透压（COP）以及计算值的DO_2，VO_2，EDV。

3.其他设备。

输血加温仪、快速输血装置、保温毯、暖风机和自体血回收机。

4.常用药品。

血管活性药、乌拉地尔、阿托品、胰岛素、碳酸氢钠、氯化钙、氯化钾、呋塞米、乌司他丁、洛赛克、6-氨基己酸、氨甲芳酸、甲强龙、甘露醇、人工胶体液等。

5.血液制品。

悬浮红细胞、去除白细胞的红细胞、新鲜冰冻血浆（FFP）、血小板、纤维蛋白原、凝血酶原复合物、冷沉淀、5％白蛋白溶液等。

手术开始前常规检测血常规、血生化、血气分析、血电解质及凝血功能。术中一般在病肝游离中、无肝前期30min、无肝期早期、开放门腔静脉前20min、血管开放后5min，即新肝早期、新肝期15min、30min、60min、90min，术毕前均应重复检测血气分析、血电解质及凝血功能。手术期间常需检测血常规及血生化。

三、麻醉管理

患者入室后面罩吸氧，常规心电监测，先用14G或16G穿刺针开放静脉道路，建立动脉测压，然后进行麻醉诱导。麻醉诱导与维持用药要保持足够的麻醉深度，同时维持循环稳定。诱导插管后从颈内静脉放置肺动脉漂浮导管。严重凝血功能障碍者可行颈外静脉置管，避免经锁骨下静脉置管。术中注意保温，可用电热毯、加温床垫或体表加温仪进行体表保温。所有输液通路均需加温装置，或液体预先加温。

术中进行水、电解质、酸碱平衡及凝血功能管理，维持血流动力学稳定。

1.输液管理。

终末期肝病患者体液总量通常不足，而第三间隙（如胸、腹腔）及组织内常积聚大量液体。同时伴电解质、酸碱代谢及凝血功能异常，也常伴严重低蛋白血症。

输液的原则是少输晶体液，以胶体液为主，主要输5％白蛋白溶液，适量输入人工胶体液。

晶体液的量仅按尿量加上禁食量,一般按 80ml/h 补充。

若患者 PT 大于正常值 1.5 倍,INR>2.0,应输 FFP,同时可补充凝血酶原复合物(因子 Ⅹα、因子 Ⅴ,血小板因子和钙离子)或冷沉淀物(Ⅷ)。

2.不同手术时期麻醉处理。

(1)无肝前期:主要是容量治疗,常规输液,联合使用血管活性药,维持循环稳定。对凝血功能、酸碱代谢及电解质平衡等问题进行多方位管理(如血液回收、保温措施等)。

缓慢放腹水速度,预防低血容量性休克,同时可给予血管活性药维持血压。

病肝切除前可加快输液,维持较高的血容量(CVP12～14cmH$_2$O)并增加血管活性药浓度,升高血压,减轻门腔静脉阻断时(非静脉—静脉转流)循环波动,如发生血压低、心率快现象,可静注去氧肾上腺素或去甲肾上腺素治疗。

(2)无肝期应限制输液,除非创面有活动性出血或较明显渗血,应尽量不输库血,以免加重酸血症。

无肝期更应加强保温措施及保持内环境稳定,预防新肝期再灌注综合征。开放血管前 15～20min 必须做血气分析和电解质检测,发现异常及时处理。血管开放前从门静脉或下腔静脉放血 200～300ml。用 UW 液灌洗的供肝,应在血管吻合过程中用 300～500ml 冰盐水冲洗,分别开放肝上、下腔静脉,待血压升高后,再开放门腔静脉,血管开放后用温盐水冲洗腹腔。

血管开放前数十秒钟,静注去甲肾上腺素或肾上腺素 10～20μg,以减少严重低血压的发生。

无肝期应加强肾功能保护,如尿量少,在血管开放前 10～15min 静注甘露醇(肌酐高者慎用)及呋塞米,门腔静脉开放前,静滴完甲泼尼龙 500～1000mg。

(3)新肝期主要是处理可能发生的再灌注综合征、纠正凝血功能障碍、保护肾功能。除非有活动性出血或明显的渗血导致容量不足,否则应限制性输液。

再灌注综合征是指新肝血管开放后 5min 内,MAP 下降 30%,持续 1min 以上。常发生在血管开放后数十秒钟内,发生严重低血压、心率缓慢、T 波高尖、肺动脉压升高,甚至心搏骤停。其原因可能与低温血液回流、酸性产物、高血钾、某些血管活性物质如缓激肽、血栓素、5-羟色胺、血小板激活因子及肝脏缺血所释放的黄嘌呤氧化酶(产生细胞毒性的氧自由基)引起心肌抑制、外周血管扩张、肺动脉血管收缩等因素有关,使心输出量锐减及右心动能不全。

血管开放前应加强通气,此阶段出现血压下降、心率减慢时,主要采用血管活性药治疗,即静注肾上腺素 30～50μg、阿托品 1mg,去甲肾上腺素或肾上腺素静脉维持。

肾功能的维护,主要是维持有效循环血容量、提高肾灌注压、减轻肾脏水肿(如血清蛋白低于 3.0g/dl,应补充白蛋白),或应用肾血管扩张药,如前列腺素 E$_1$,合理应用甘露醇、呋塞米等利尿剂。

纠正凝血功能异常贯穿于手术全过程,在新肝期凝血功能障碍有时会加重,表现为纤溶亢进。实验室检查,发现 INR<2.0、Fbg>1.0g/L、血小板计数>50×10^9/L、D-2 聚体明显增高(正常值<500μg/L)、FDP>60mg/L,同时有明显的创面渗出。可用氨甲苯酸治疗纤溶状态。

新肝期发生创面渗血,可静注 20～30mg 鱼精蛋白,拮抗供肝组织释放的肝素,ACT 保持在 150s 左右。

严重凝血功能异常时,在确定有一定数量的血小板、足够的 Fbg、正常体温及酸碱平衡前提下,可静注基因重组活化Ⅶ因子(rFⅦα)80μg/kg,可发挥最佳效果。

第二节　心脏移植术的麻醉管理

一、术前准备

终末期心脏病患者,病情极其严重,手术麻醉风险极大,对患者病史、麻醉史、过敏史、手术史等都要详细了解。

对患者近期的各项理化检查,如心脏超声心动图、心导管检查、冠状动脉造影、血气分析、凝血功能、肝肾功能、血液生化检查等都要进行详细评估。

评估肺血管阻力及肺动脉压力情况十分重要,严重的肺动脉高压(PAWP＞45mmHg)是心脏移植的绝对禁忌证。

评估患者心功能状态、药物治疗情况、心脏辅助治疗情况。

患者术前应进行巨细胞病毒(CMV)抗体检查。

二、术中监测

ECG、有创动脉压、CVP、肺动脉压、心排出量、TEE、血常规、血生化检查、尿量、凝血功能检查以及血气及电解质等监测。

三、麻醉管理

1. 诱导时间。

选择在供体到达前 1~2h 内进行,目的是尽量缩短供心的心肌缺血时间及避免长时间麻醉对病人的影响。

2. 诱导用药。

患者对麻醉药耐受力差,一般选择咪达唑仑、芬太尼、舒芬太尼、依托咪酯、维库溴铵等药物,诱导用药必须要少量、分次、缓慢静注。要维持循环稳定。

3. 麻醉维持。

麻醉维持原则保持足够的麻醉深度和循环稳定。

4. 新心脏期的处理。

移植完成,心脏复跳后可能出现心肌收缩无力、心动过缓,可用正性肌力作用药物提高心肌收缩力,如窦性心律＜80 次/min 可用人工起搏器。

去神经支配的移植心脏对肾上腺素、异丙肾上腺素、多巴胺治疗是敏感的,对磷酸二酯酶抑制剂的作用仍然有效。

停 CPB 后要保持正常体温,血钾控制在 3.5mmol/L 左右。

心脏移植后出现的主要风险是肺动脉高压引起右心功能不全、心律失常,可选择正性肌力药物及一氧化氮、前列腺素 E1、血管扩张剂等改善右心功能。

第三节　肾移植术的麻醉管理

一、术前准备

术前应详细了解病史,评估全身情况,贫血状况,心、肺、肝、肾功能,凝血功能,水、电解质及酸碱平衡等状况。

心胸比率要求在正常范围,如果心胸比率超过 0.6,应通过血液透析,纠正水钠潴留或给予强心药物,改善心功能,使心功能处于最佳状态。对冠心病患者,术前应进行全面的评估,必要时请心血管专家会诊。

肺部感染必须得到控制,COPD 患者应进行肺通气功能测定及血气分析检查。

低蛋白血症应得到适当治疗,要求血清白蛋白达到 3.5g/dl 以上。

严重贫血应得到治疗,血色素要求在 7～8g/dl 以上,必要时可间断输注新鲜去白细胞的红细胞。

高血钾患者,术前一天应进行血液透析,使血钾达正常水平。

合并糖尿病病人,术前血糖水平应控制在 180mg/dl 以内,术前当晚停服降糖药。伴有高血压患者应尽量使血压控制在 <160/90mmHg,术日晨继服降压药。长期伴有肾性高血压患者,应评估高血压对靶器官的影响(如视网膜、冠脉血管等)。

二、术中监测

术中常规监测 ECG、SpO_2、CVP、$P_{ET}CO_2$、有创动脉测压、血气分析、电解质、血生化、凝血功能等。

术前已行动－静脉瘘吻合的肢体,术中避免有创血压测定、静脉输液及无创血压监测。

三、麻醉管理

1.麻醉方法选择。

麻醉方法原则上应选择硬膜外神经阻滞,如有硬膜外神经阻滞的禁忌证,则选择全身麻醉。

为取得硬膜外神经阻滞的最大效果,选择 T_{11-12} 和 L_{3-4} 向头侧置管,麻醉平面控制在 $T_{4\sim5}$ 以下。局麻药可选择 0.5％～0.75％罗哌卡因、0.5％布比卡因或 0.2％～0.3％丁卡因。局麻药中忌加肾上腺素。

全身麻醉药物应尽量选用不经肾脏排泄,对肾没有毒性作用以及不减少肾血流量和滤过率的药物。

静脉麻醉药可选择丙泊酚、依托咪酯、咪达唑仑,吸入麻醉药可选用异氟烷、地氟烷、N_2O,避免应用恩氟烷。

选用顺阿曲库胺这类 Hoffman 效应降解的药物,慎用琥珀胆碱、筒箭毒碱。

麻醉性镇痛药可选用瑞芬太尼、芬太尼、舒芬太尼,氟哌利多、异丙嗪、氯丙嗪等也可选用。慎用吗啡、哌替啶。禁用苯巴比妥类药物。

2.术中维持血流动力学稳定。

3.在血管吻合完毕开放血流前,应通过补充血容量或体位调节,使血压保持略高于基础血压的水平,CVP 维持宜在相对高的水平(12～15cmH_2O)。

4.术中尽可能不用血管活性药物(尤其在肾血管吻合期间及开放血流前后),必要时可少量使用多巴胺。

5.术中心动过速,要排除是否存在血容量不足或急性左心衰等情况,必要时可用艾司洛尔控制心率。

6.术中出现严重高血压,应排除可能原因,可给予乌拉地尔等控制血压。

7.术中 Hb 如能保持在 6g/dl 以上,不建议输血。

8.接受肾移植的绝大多数患者在手术前日应进行血液透析,并调整内环境稳定。补液以晶体液为主,在 CVP 的指导下补充。

9.监测电解质,如血清钾过高,应及时处理(静注碳酸氢钠、氯化钙、胰岛素、葡萄糖),必要时血透。

10.接受肾移植患者,常合并糖尿病,需常规监测血糖,血糖控制在 $80\sim140\text{mg/dl}$ 水平。

11.分离及吻合血管时静注 5% GS 250ml+甲泼尼龙 500mg,20%白蛋白 100ml。

12.开放血管前静注地塞米松 60mg、呋塞米 80mg,快速静滴 20%甘露醇 125mg。

13.移植肾血管开放后,冰冷的高钾保存液进入血液循环,患者有时会出现一过性寒战、心律失常或低血压。必要时,可对症处理。

第四节　肺移植术的麻醉管理

一、术前准备

术前应详细了解病史中有关肺功能状态,运动耐量以及对氧气依赖情况,血气分析、DCG、UCG、右心导管检查(肺动脉压及右心功能、右房压、肺动脉压、肺血管阻力等)等的结果。胸廓是否畸形,肺部是否有异常呼吸音。

进行肺血管反应试验,估计患者对手术的耐受力和肺血管的反应性。

改善呼吸功能:雾化吸入、翻身拍背、理疗、祛痰、舒张小气道、抗感染、氧疗,改善全身缺氧,加强呼吸肌力锻炼。

改善循环功能:扩张肺血管,减轻前后负荷,吸氧,增加心脏的储备能力。

保护肝肾功能:改善营养、调整内环境,选择对肝肾功能影响小的治疗药物。由于手术后需长期大量用药,包括对肝、肾功能有影响的免疫抑制剂,术前肝肾功能必须正常。

术前心功能必须正常,左心功能(LEF>45%),右心功能(REF>25%),无明显的冠状动脉疾病(心肺联合移植除外)。

有肝肾功能损害,冠心病或左心功能不全者;有活动性肺部或肺外感染、恶病质、嗜烟未戒等都不适合肺移植。

术前用药以不抑制呼吸、心功能为原则,禁用具有扩张血管、抑制心肌的镇静药。术前不用抗胆碱能药。支气管扩张药应用至术日晨。

二、术中监测

常规监测 ECG,SpO_2,$P_{ET}CO_2$,PAP,CVP,PAWP,CO,SVR,PVR,BIS,ACT、体温、有创动脉压、血气分析、电解质、血糖、尿量等监测。

术毕行纤维支气管镜检查以了解支气管吻合口及支气管内分泌物等情况。

通过 PICCO 连续监测混合静脉血氧饱和度,以判断氧合情况。

三、麻醉管理

(一)麻醉诱导

麻醉诱导时应充分去氮充氧,增加氧储备。诱导时小剂量、缓慢给药,维持血流动力学平稳。诱导时挤压呼吸囊宜柔和,忌用暴力,使患者的呼吸从负压吸气逐渐过渡到正压吸气,减轻对循环的影响。

选择双腔支气管导管。呼吸回路系统也必须用一次性材料并用细菌过滤器。

（二）麻醉维持

麻醉应维持一定深度，避免浅麻醉引起气道应激性增加和手术强烈刺激所致的过度心血管反应。避免麻醉中发生低氧、呼吸性酸血症、低通气或高通气引起肺血管阻力增加。

吸入性麻醉药是相对禁忌证（影响缺氧性肺血管收缩）。

（三）术中呼吸管理

1. 避免单肺通气时低氧血症。

2. 允许性高碳酸血症存在，降低肺气压伤和过度通气的风险。

3. 阻塞性肺疾病可采用更高的潮气量，更低的呼吸频率，更大的吸/呼比。

4. 限制性肺疾病常用更小的吸/呼比，更低的潮气量，更高的呼吸频率。

5. 严重气道阻塞患者增加肺过度充气的风险，机械通气时可能产生"气体活阀作用"，即气体只进不出，引起肺过度充气，造成肺极度膨胀，严重影响静脉血反流，可引起严重低血压。术中要加强肺活量监测，及时调整通气参数。

6. 终末期肺病患者不能耐受单肺通气，易引起无通气部位静脉血掺杂，发生严重低氧血症，要及时作出处理。可采用术侧肺进行高频通气或 CPAP，使保持轻中度膨胀，以改善氧合；或增加吸入氧浓度，改变通气模式，增加 PEEP 等方法纠正。经处理后缺氧仍不能改善，应尽早建立体外循环。

7. 支气管缝合毕，用 $30cmH_2O$ 压力充气，检查吻合口是否漏气。

8. 术毕更换大号（男性 8.5～9 号）单腔气管导管。

（四）术中循环管理

1. 手术操作可能对心脏产生压迫牵拉，引起血压下降。应通过补充容量，或使用血管活性药物保持循环稳定。

2. 术中应严格控制液体出入量，以量出而入略欠的原则，尤其是新肺植入后。补液以胶体液为主。

3. 肺动脉阻断后可能出现急剧的肺动脉压升高、循环波动，发生右心衰竭。当动脉压高于肺动脉收缩压 20mmHg，SVO_2 在 65％时，可采用血管活性药物处理。如处理后循环仍不稳定，氧分压下降，应积极采用 CPB 辅助循环。CPB 中要注意保温，预防心跳停止。

4. 病肺切除和肺移植期是循环最不稳定时期，此时由于单肺通气和夹闭肺动脉，导致肺动脉压力和气道阻力会急剧上升，心率变化，需加大正性肌力药物和硝酸甘油等处理。

5. 动脉开放前可增加血管活性药物剂量，静注甲强龙，以防止血流动力学剧烈的变化。

（五）预防移植肺肺水肿

移植肺肺水肿表现为非心源性肺水肿，主要原因是肺缺血，以及肺去神经、肺淋巴循环中断和手术创伤等原因。传统治疗是给予呼吸机 PEEP 模式支持、呋塞米利尿，严重者可用反比通气或体外膜肺氧合方法。术中应控制输液量。移植肺肺水肿表常在肺移植后即可发生，术后 3d 达高峰，4～7d 逐渐好转，7～12d 完全消退。

第二十九章

围术期血液保护

第一节 围术期输血

一、输血指征

1.红细胞(RBC)输注指征。

(1)血红蛋白(Hb)>10g/dl,不需输血。

(2)Hb<7g/dl,适合输注红细胞。

(3)Hb7～10g/dl,根据患者的贫血程度、心肺代偿功能、有无代谢率增高以及年龄等因素决定。

2.全血输注指征。

用于急性大量血液丢失,出现低血容量休克的患者,或存在持续活动性出血,估计失血量超过自身血容量的30%患者。

3.血小板输注指征。

(1)血小板计数>100×10^9/L,不需要输血小板。

(2)术前血小板计数<50×10^9/L,应考虑输注血小板(产妇血小板可能低于50×10^9/L而不一定输注血小板)。

(3)血小板计数在$(50\sim100)\times10^9$/L,应根据是否有自发性出血或伤口渗血决定是否输血小板。

(4)如术中出现不可控性渗血,经实验室检查确定有血小板功能低下,输血小板不受上述指征的限制。

4.新鲜冰冻血浆(FFP)输注指征。

(1)当PT大于正常值1.5倍,或INR大于2.0,或APTT大于正常值2倍时,纠正大量微血管出血(即凝血障碍)。

(2)患者急性大出血输入大量库存全血或浓缩红细胞后(出血量或输血量相当于患者自身血容量)。

(3)紧急拮抗华法林治疗(FFP:5～8ml/kg)。

(4)纠正已知的凝血因子缺乏又没有特异的浓缩物时。

(5)需要肝素的患者发生肝素抵抗(抗凝血酶Ⅲ缺乏)。

5.浓缩凝血因子。

(1)冷沉淀物:应用于血友病甲、血管性假血友病、低纤维蛋白原血症和DIC,冷沉淀物内含有纤维蛋白原、凝血因子Ⅷ。

(2)凝血因子Ⅷ浓缩物:当血友病甲患者出血或行外科手术时使用。

(3)凝血酶原复合物(PPSB):应用在血友病乙患者出血或严重肝脏病伴出血或行手术时使用。使用时,每瓶制剂加注射用蒸馏水100mL溶解后静滴。溶解时,不能剧烈振荡,否则会产生大量泡沫,影响滴注。

二、输血注意事项

1.输血时必须坚持"八对"、"二观察"原则。

八对:对病房、床号、姓名、性别、住院号、血型、交叉试验、采血日期(一般不超过3周)。

二观察:观察血液质量、观察输血有无反应。

2.取血时严格核对,并在配血单上签名。不可同时拿两个患者的血。

3.输血前必须有两人重复核对,核对时须同时与病历一起查对及签名。

4.领血后应及时尽快输给患者。

5.多次输血的患者,在配血抽血前应核对第一次血型。

6.输血必须过滤。

7.严格无菌操作。

8.密切观察患者的输血反应,有早期症状即应及时处理。在输血前、输血15分钟、输血结束即刻应及时评估,并作记录。

9.输血完毕,医护人员对有输血反应的应逐次填写患者输血反应回报单,并返还输血科(血库)保存。

三、输血反应及处理

1.常见输血反应。

发热、过敏、溶血、污染。

2.大量快速输血的反应。

心脏负荷过重、出血倾向、枸橼酸中毒、高血钾症、体温下降。

3.其他并发症。

输血处理不当,可致空气栓塞、微栓塞等。另外,须注意输血可能传播的疾病,如乙型、丙型等肝炎,艾滋病,疟疾,丝虫病等。

4.输血过敏反应的处理。

血压正常的患者可用地塞米松5~10mg或甲强龙针40~80mg静脉注射,低血压患者用麻黄碱10~15mg,严重低血压患者用肾上腺素10~20μg静脉注射,必要时持续以1~4μg/min静脉泵注,或5%氯化钙7~10mg/kg滴注。

第二节 围术期限制性输血

"限制性输血"是相对于传统的无明确输血指征,通常根据临床医师经验决定患者输血时机及输血量的"开放性输血"而言。一般将严格遵循输血指征决定输血时机和临床输血量,称为限制性输血。

一、输血原则

1. 把握输血指征,做到安全用血。
2. 提高患者携氧能力和/或凝血功能,做到成分输血、科学用血。
3. 节约血液资源,减少不必要输血,做到节约用血。

二、术前准备

1. 了解病史,有无出凝血病史或影响凝血功能的药物应用情况,是否有出血性疾病的家族史。
2. 检查患者的血红蛋白水平,贫血患者可以给予促红细胞生成素(Erythropoetin,EPO)、铁剂,刺激骨髓产生红细胞,增加了血液的携氧能力。

三、围术期限制性输血管理

1. 严格掌握输血指征,应用床边输血指征动态仪快速检测 Hb/Hct。
2. 减少术中出血。
(1)提高外科技术:
①新的外科技术和器械:微创手术,介入栓塞血管减少术中出血,氩气束凝血器、超声手术刀的临床应用。
②分期进行困难手术。
(2)麻醉技术应用:
①控制性降压和控制性低中心静脉压。
②合理使用止血药物。
③维护体温,体温低于34℃影响血小板功能和延长凝血酶激活。
④麻醉新技术,腹主动脉球囊阻断术等。
3. 自身输血技术。
①贮存式自体输血。
②稀释式自体输血。
③回收式自体输血。

第三节　贮存式自体输血

贮存式自体输血是指术前有计划分阶段采集、保存患者血液或血液成分,当患者实施择期手术术中、术后或需要输血时,再进行回输的一种输血方式。

一、适应证

1. 血红蛋白≥110g/L、HCT≥33%,估计术中出血量大于血容量20%的择期手术患者。
2. 输血产生多种抗体且配血困难者。
3. 曾有严重输血反应病史者。
4. 边远地区供血困难而可能需要输血者。
5. 稀有血型(Rh 阴性)或某种宗教信仰者。

二、禁忌证

1.未确定手术日期。

2.贫血,血红蛋白＜110g/L、Hct＜33％。

3.全身性细菌、病毒或真菌感染的患者。

4.感染艾滋病病毒、乙肝病毒、丙肝病毒等血源传播性疾病的患者。

5.有严重的心、肺、肝、肾、内分泌、中枢神经系统疾病患者。

6.有遗传缺陷造成红细胞膜异常、血红蛋白异常或红细胞酶缺乏,使自体血液在贮存期间易溶血的患者。

7.曾有严重的献血反应史。

三、术前准备

1.详细询问病史。

明确是否存在活动性感染疾病(包括腹泻和急性肠胃炎)及静脉穿刺点的局部感染,出凝血疾病史或影响凝血功能的药物应用情况。是否存在重要器官缺血性疾病病史如缺血性心脏病,尤其是心绞痛、心肌梗死等,脑血管疾病包括短暂性脑缺血发作、中风等。

2.体格检查。

患者必须有适合采血的静脉,常规检查脉搏、心率、血压等,心率宜在 50～100 次/min,少于 50 次/min 或有心律失常者需相关医师再评估;血压,收缩压不宜超过 180mmHg,舒张压不宜超过 100mmHg。

3.常规检查。

三大常规、出凝血功能、肝肾功能、心电图、胸片等,检测 ABO 和 Rh 血型,筛查艾滋病、乙肝、丙肝、梅毒等血液传播性疾病。

4.贫血处理。

预防术前贮存式自体输血引起的贫血,可以术前应用铁剂和促红细胞生成素。

四、实施

1.采血前查血常规,血红蛋白≥110g/L、Hct≥33％,每次采血量不超过血容量的 10％,一次量不超过 500ml,间隔不少于 3d。患者手术延期或需要较大量自体血,可采用"蛙跳法"采血。

2.预存式自体输血实施流程与异体血的采集、检测、储存、运输、输注规程相同,必须严格遵循国家"临床输血技术规范"。

3.自体血液必须有明确的标签并单独存放,应标明患者姓名、住院号、采血时间、采集者双签名等信息。

4.自体血的采集及输注仅限于患者本人,不能用于其他患者或其他用途,当自体血没有或不能完全回输,应继续在输血科保存至失效期,然后毁弃。

5.自体血回输后出现细菌污染反应、溶血等输血不良反应,立即停止输注,追查病因并记录。

五、注意事项

1.老年人、儿童不是自体采血的禁忌证,但体重小于＜25kg 的儿童操作困难且不易配合,不推荐实施预存式自体输血。

2.在采集自体血期间推荐口服铁剂和食用富铁食物。

第四节　稀释式自体输血

血液稀释是指麻醉后、手术前输注晶体液或胶体液等外源性容量替代治疗液体,采集部分全血或直接扩充血容量降低血液原有成分的浓度,使相同手术出血量而血液成分(血细胞,血浆蛋白等)丢失减少。

一、适应证和禁忌证

1.适应证。

(1)预计术中出血量大于血容量 20% 的择期手术患者。

(2)合并有红细胞增多症的手术患者。

(3)稀有血型(Rh 阴性)或宗教信仰者。

(4)血源紧张时,需要手术者。

2.禁忌证。

(1)有脓毒血症。

(2)术前贫血(血红蛋白<100g/L)、低蛋白血症、凝血功能障碍。

(3)继发于严重创伤的失血性休克。

(4)心功能不全、冠心病、术前心电图提示为静息性心肌缺血。

(5)严重的呼吸系统疾病。

(6)有脑血管意外史,如中风等。

(7)肾功能受损(术前肌酐>250μmol/L)。

(8)肝功能受损(AST>100IU/ml)。

(9)静脉输液通路不畅及不具备监护条件。

二、急性等容性血液稀释

急性等容量血液稀释(Acute Normovolemic Hemodilition,ANH)是指对预期术中出血较多的患者,提前采集部分全血,同时补充晶体或胶体以维持同等的循环血容量,在外科止血彻底后或需要立即输血时,再将收集的血液回输,避免或减少异体输血的技术。

1.实施方法。

(1)麻醉后经病人动脉、中心静脉或周围大静脉采集血液。首选桡动脉。

(2)采集自身血时,同时输入等量胶体液或 3 倍晶体液,稀释过程中保持血容量基本恒定。

(3)采血后,患者 Hct 宜维持 25%～30%,Hct 的目标值定在 25% 为安全界限。

(4)采血量计算公式:术前采血量(L)＝(术前 Hct－拟稀释 Hct)÷(术前 Hct＋拟稀释 Hct)×2×7% 体重(kg)。

2.监测。

(1)严密监测患者的 ECG、心率、血压、SpO$_2$。

(2)定时并及时测定 Hb、Hct。

(3)必要时监测中心静脉压、有创动脉血压。

(4)必要时监测血气分析、凝血功能。

3.注意事项。

(1)注意无菌操作,防止血液污染。

(2)所采集的血液需保存于标准采血袋。

(3)采集的自体血液必须有明确的标签并单独存放。

(4)采集的自体血液原则上不离开手术室。

(5)采集的自体血液置于 4℃±2℃冷藏保存,一般 6h 内回输。

三、急性高容量血液稀释

急性高容量血液稀释(Acute Hypervolemic Hemodilution,AHH)是指在术前快速输注一定量的晶体液或胶体液(扩充血容量达 20%～25%)而不采集自体血,术中的出血用等量的胶体液来补充,尿液及手术野蒸发的水分用等量的晶体液来补充,从而使血容量始终保持于术前的高容状态,避免或减少异体输血的技术。

1.实施方法。

(1)术前快速输注一定量的晶体液(为补充术前禁食及基础生理需要量)。

(2)麻醉开始后快速输注 15～20ml/kg 胶体液,一般在 30min 内完成,使血容量增加 20%～25%。

2.监测与注意事项。

(1)严密监测患者的 ECG、心率、血压、SpO_2。

(2)定时并及时测定 Hb、Hct,患者 Hct 宜维持 25%以上。

(3)监测中心静脉压,快速输注液体可能会出现急性容量负荷过重,可应用异氟醚或硝酸甘油 0.5～5μg/(kg·min)扩张血管来预防。

第五节　回收式自体输血

回收式自体输血是指将患者术中出血或者术后创口引流的血液,经过血液回收装置回收、抗凝、过滤、洗涤、浓缩等处理后,再回输给本人的输血方法。

一、适应证

1.预计术中出血＞1000ml 的择期手术,如骨科大手术、心血管手术等。

2.急症手术,如肝脾损伤破裂、宫外孕破裂等脏器大出血。

3.器官移植手术。

4.异体输血困难的患者,如稀有血型患者、特殊宗教信仰患者。

5.胸腔(心、肺等)、肝脏、血管等疾病手术预计术后出血量较大的手术患者。

二、禁忌证

1.恶性肿瘤手术部位的失血可能含有肿瘤细胞,不能经过滤完全消除。

2.被污染的血液。

(1)腹部空腔脏器破裂如粪便、胆汁污染,开放性创伤等。

(2)伤口感染、菌血症、败血症等。

(3)术中其他污染(创面冲洗液如安尔碘、乙醇、过氧化氢等;创面有外用止血药物,如胶原、纤维素、明胶、凝血酶等)。

3.大量溶血,红细胞大量破坏,没有回收价值。

三、实施

1.出血的收集。

负压宜在 150mmHg 以下,否则太高负压易破坏红细胞。

2.抗凝。

将 1.25 万~1.8 万单位肝素注入 500ml 生理盐水中配置肝素生理盐水,用 200ml 冲洗贮血器内部,随后以 1 滴/秒的速度防止血液凝集。

3.离心、分离与清洗。

洗涤量通常设置为离心杯容量的 3~4 倍,若收集的血液混杂物较多,洗涤量应增加到离心杯容量的 6~7 倍。

四、管理

1.血液回收来源于清洁伤口,一般不应用于恶性肿瘤手术、可疑及明显细菌污染和血液中存在脂肪颗粒危险的手术。

2.创伤后血液流出至回收时间,原则上应限于 4~6h。

3.回收式自体输血整个过程中都必须严格无菌操作。

4.回收的血液在回输之前应进行洗涤以防止血液凝固及自身免疫反应的发生。

5.回收的血液应清楚标明以下信息:姓名、血型、采血者及回收日期等。在回收容器上标示"自体输血专用"。

6.回收的血液原则上应在手术室内输注完毕。

7.回收的血液应立即输注并应当在回收以后的 4h 内输注完毕。

8.如果回收的血液不能立即输注,应 4℃±2℃冷藏保存,但在 24h 之内也必须输注完毕。

9.自体血回输后出现细菌污染反应、溶血等输血不良反应,立即停止输注,追查病因并记录。

五、大量回收式自体血的输注管理

1.当回收的浓缩红细胞量小于 2000ml 时,仅补充血浆代用品。

2.当回收的浓缩红细胞量大于 2000ml 时,需监测凝血功能,必要时补充新鲜冰冻血浆。

3.当回收的浓缩红细胞量大于 3000ml 时,或血小板计数低于 50×10^9/L 时补充适量的血小板。

第三十章

突发事件应急预案

第一节　工作要求

1.高度重视,提高认识。

要牢固树立医疗质量安全是医疗的生命线,坚持质量第一、安全第一、生命至上、以人为本的理念,落实各级管理责任制,科学诊治、规范操作、优化流程、细化服务,全心全意为患者服务。

2.措施有效,确保安全。

制订科室医疗安全活动实施方案和突发事件应急处理预案,严格按照医疗安全管理的相关法律法规的要求,抓好医疗安全教育和医疗安全事故防范的训练。

3.完善制度,落实责任。

要切实加强对医疗安全管理工作的组织领导,明确职责,落实责任,确保医疗安全工作的各项措施落到实处。

4.全面自查,消除隐患。

定时将临床麻醉和疼痛治疗中的危险因素逐一进行排查,对自查、督查中发现的问题要立即整改,对严重违反有关规定,造成医疗质量安全隐患的人员要严肃处理。

5.加强检查,督促落实。

医院分管领导、医务科和各级麻醉质控部门要开展督导检查,切实做到发现问题,及时整改。

第二节　突发事件处理程序和原则

1.快速反应。

发生突发事件后,当事人应第一时间向上级医师、科主任报告。上级医师和科主任接报后,于规定时间内赶赴现场,并视情节用电话报告医务科和分管院领导。是否请有关科室上级医师或医院抢救小组成员参加,由医务科决定,必要时科主任也可直接求助有关科室上级医师会诊。接到通知后相关人员按规定时间内到达突发事件现场。保安人员待命。

2. 统一指挥。

由科主任负责统一指挥,或由现场最高职务或职称者负责指挥,必要时由医务科或院领导临时指定成立抢救小组,立即启动应急预案,由组长统一指挥,有条不紊、分秒必争进行抢救。医疗文书书写和保管,患者使用过的药品安瓿、输液瓶、输血袋等保管,对外沟通等应由专人负责。

3. 服从命令。

参加抢救组成员必须遵守纪律、服从分配,听从指挥。

4. 技术到位。

参加抢救人员要熟练掌握各种突发意外情况的抢救技术。平时要演练,抢救药品、器械要到位并保质保量。

5. 团结协作。

发扬团队精神,一切为了病人,上下同心同德,尽职尽责,舍小我而顾大局,不计较个人得失,敢于承担责任。

6. 实事求是。

当事人要实事求是,保护现场,不弄虚作假,不更改记录,不隐瞒差错,不推卸责任,不嫁祸于人,如实反映全过程。主管领导和同事不得袒护或出谋划策回避责任。全过程必须详细记录于麻醉记录单和抢救记录上。

事件发生后按照规定,应及时向当地卫生行政部门和所在地麻醉质控分中心报告。麻醉质控分中心接报告后在 24h 内向省麻醉质控中心报告,1 周内递交书面材料。

7. 突发事件处理结束后要分析原因,吸取经验教训,作出书面总结。

第三节　应急预案

一、麻醉意外应急预案

麻醉操作及手术进行中,如出现麻醉意外则按以下预案进行:

1. 立即停止手术,组成抢救小组,由麻醉科医师负责指挥抢救工作,同时呼叫上级医师及科主任。

2. 呼吸管理:保障供氧,立即行辅助呼吸,防止缺氧造成脑死亡等意外,必要时行气管插管、呼吸机控制呼吸。

3. 循环管理:血压降低时,应用血管活性药物。心跳停止时立即行心脏按压术,保证重要脏器供血、供氧。同时报医务科到场进行协调工作。

4. 硬膜外、腰麻出现意外不能顺利完成手术时,待病情稳定后改全身麻醉。

二、手术室火灾应急程序

1. 做好消防安全工作。

2. 发现火情后立即呼叫周围人员分别组织灭火,同时报告保卫处及上级领导,夜间电话通知院总值班,讲清所在科室、着火部位、火势大小、燃烧物质等。

3. 根据火势,使用现有的灭火器材组织人员积极扑救。

4. 尽可能切断电源、撤除易燃易爆物品并抢救贵重仪器设备。

5. 组织医护人员将患者转移到安全地带,稳定患者情绪,保证患者生命安全。转移患者时麻醉医师必须携带抢救设备和药品。

6.组织患者撤离时,不要乘坐电梯,可走安全通道及消防电梯。叮嘱患者用湿毛巾捂住口鼻,尽可能以最低的姿势或匍匐快速前进。

7.火势蔓延后启动医院突发事件应急预案,领导小组立即到场,医疗救治组、安全保卫组、疏散转运组、物资保障组和通信联络组各司其职,相互协作,做好职责范围内的工作。

三、术中突然停电应急预案

1.应立即通知电工室,在非正常上班时间还应立即通知行政总值班。启用应急照明设备(应急灯、手电筒)。

2.呼吸机使用过程中突然停电,应立刻将病人气管导管与呼吸机脱离,利用备好的给氧装置人工辅助给氧,密切观察病人情况,确保患者安全。

3.严密观察病人,监护仪若断电,可采用直接触摸病人大动脉搏动、听诊器监测心音、呼吸音等方法监测。

4.及时与总机及有关部门联系,了解停电情况,尽快恢复通电。或启用手术室备用电路(每个医院都有备用电路,并备有长接线板)。

5.护理人员将停电经过、时间、原因记录于意外事件登记本上。

四、氧气事件处理预案

1.氧气站设24h值班,并准备备用氧气瓶。

2.发生供氧故障,立即通知氧气站,并报医务科或总值班,同时对不能脱离氧气的病人改用氧气袋临时供氧,人工辅助呼吸。

3.医务科或总值班接到报告后应及时处理有关事宜。必要时启动突发事件应急预案。

4.氧气站工作人员接到供氧故障通知后应立即派人检查氧气管路、供氧压力,及时维修,尽早恢复正常供氧。

五、患者发生输血反应时的应急程序

1.患者发生输血反应时,应立即停止输血,换输生理盐水,并予抗过敏治疗。

2.情况严重者应通知立即停止手术,保留未输完的血袋,以备检验。

3.对病情紧急的患者要准备好抢救药品及物品,立即进行紧急救治,予氧气吸入。

4.若是一般过敏反应,应密切观察患者的病情变化并做好记录,安慰患者,减少患者的焦虑。

5.怀疑溶血等严重反应时,将保留血袋及抽取患者的血样一起送输血科。

6.加强病情观察,做好抢救记录。

第四篇

麻醉效果评级标准与差错事故、并发症的认定

第一章

麻醉效果评级标准

第一节　全麻效果评级标准

Ⅰ级：

（1）麻醉诱导平稳、无躁动、无呛咳以及血流动力学的变化幅度在±20％范围内,插管顺利无损伤。

（2）麻醉维持期深浅适度,既无明显的应激反应,又无呼吸循环的抑制,肌松良好,为手术提供优良的条件。

（3）麻醉结束,苏醒期平稳,没有苏醒过早或延迟,呼吸和循环各项监测正常,肌松恢复良好,拔管恰当,无不良反应。

（4）无并发症。

Ⅱ级：

（1）麻醉诱导时稍有呛咳和血流动力学的变化幅度在±（21％～40％）范围内。

（2）麻醉维持期深度掌握不够熟练,血流动力学改变,肌松尚可,配合手术欠理想。

（3）麻醉结束缝皮时病人略有躁动,血压和呼吸略有不平稳。

（4）难以防止的轻度并发症。

Ⅲ级：

（1）麻醉诱导时插管有呛咳、躁动,血流动力学的变化幅度在±40％以上,应激反应强烈。

（2）麻醉维持期深浅掌握不熟练,致使应激反应剧烈,呼吸和循环的抑制或很不平稳,肌松不良,勉强完成手术。

（3）麻醉结束,病人苏醒延迟伴有呼吸抑制或缝皮时病人躁动、呛咳、被迫进行拔管,拔管后呼吸恢复欠佳。

（4）产生严重并发症。

第二节　椎管内麻醉效果评级标准

Ⅰ级：

麻醉完善、无痛、肌松良好、安静,为手术提供良好条件,心肺功能保持相对稳定,血流动力学的变化幅度在±20％范围内。

Ⅱ级：

麻醉欠完善,有轻度疼痛表现,肌松欠佳,有内脏牵引痛,需用镇痛剂,血流动力学的变化幅度在±20％范围以上(非病情所致)。

Ⅲ级：

麻醉不完善,疼痛明显或肌松较差,呻吟躁动,用辅助用药后,情况有改善,但不够理想,勉强完成手术。

Ⅳ级：

需改用其他麻醉方法,才能完成手术。

第三节　神经阻滞效果评级标准

Ⅰ级：

阻滞范围完善,病人无痛、安静,肌松满意,为手术提供良好条件。

Ⅱ级：

阻滞范围欠完善,肌松效果欠满意,病人有疼痛表情。

Ⅲ级：

阻滞范围不完善,疼痛较明显,肌松效果较差,病人出现呻吟、躁动;辅助用药后,情况有所改善,但不够理想,勉强完成手术。

Ⅳ级：

麻醉失败,需改用其他麻醉方法后才能完成手术。

第二章

医疗事故和麻醉并发症的认定

第一节　麻醉医疗事故的认定

定义:根据中华人民共和国国务院令第 351 号(2002 年 4 月)《医疗事故处理条例》第二条规定,医疗事故是指医疗机构及其医务人员在医疗活动中,违反医疗管理法律、行政法规、部门规章和诊疗护理规范及常规,过失造成患者人身损害的事故。根据该条例第四条规定,对患者人身造成的损害程度,医疗事故分为四级:

一级医疗事故:造成患者死亡、重度残疾的;

二级医疗事故:造成患者中度残疾、器官组织损伤导致严重功能障碍的;

三级医疗事故:造成患者轻度残疾、器官组织损伤导致一般功能障碍的;

四级医疗事故:造成患者明显人身损害的其他后果的。

第二节　各种麻醉并发症

定义:并发症是指麻醉科医护人员在未违反国家相关法律法规及行业操作规范的情况下,仍然发生了与麻醉相关的、虽可预料而难以防范的不良后果。

一、各类麻醉并发症

1. 椎管内麻醉并发症。

(1)头痛。

(2)恶心、呕吐。

(3)马尾综合征。

(4)第 6 颅神经麻痹。

(5)呼吸肌麻痹。

(6)硬膜外血肿。

(7)局麻药严重毒性反应。

(8)广泛脊神经阻滞。

(9)全脊麻。

(10)严重低血压。

(11)腰背痛。

(12)暂时性或永久性神经麻痹。

(13)脊髓前动脉综合征。

2.区域神经阻滞。

神经损伤、血肿、气胸、全脊麻、局麻药中毒等。

3.全麻并发症。

(1)牙松动、脱落、口唇、舌体及系带损伤。

(2)鼻出血或其他部位气道损伤。

(3)气管内麻醉后喉痛、声嘶或失声。

(4)气管内麻醉后喉水肿。

(5)反流、误吸。

(6)气管阻塞。

(7)术中低氧血症和高碳酸血症。

(8)全麻术中低体温（<34℃）或高体温（>38℃）。

(9)全麻中严重高血压或低血压。

(10)术中心律失常。

(11)术后肺部感染或肺不张等。

(12)恶性高热。

4.其他。

(1)仪器故障。

(2)药物过敏或中毒。

附录一

麻醉与手术期间患者的体位安置

一、体位安置的原则

1. 熟悉各种手术应安置的体位和手术者的特殊要求。

2. 了解体位对病员的不良影响,采取有效的预防措施。

3. 改变体位时应注意全身情况及呼吸、血压的变化,对插管患者注意听两侧肺的呼吸音。

4. 固定带不可束缚太紧,四肢置于功能位,避免过分牵拉及压迫神经、软组织及骨骼,防止坚硬物(如器械等)与身体直接接触。

5. 注意保暖。

6. 术毕仔细检查,发现异常情况及时处理,并向病房交班。

7. 术后加强观察,发现由体位引起并发症应及时汇报,早期处理。

二、手术体位与麻醉的关系

(一)仰卧位

1. 上肢外展不超过 90°,预防臂丛神经损害。

2. 扎脚带应固定在膝关节上,以免压迫腓总神经。

3. 全麻时间较长的病员,头部放软垫,每隔 3h 移动一次,并防止螺纹管支架压迫头部。

(二)侧卧位

行胸部手术时,伸入上胸部下垫一弹性软垫,使肩部抬高,要求肩部与手术床之间有一手之空隙,以免压迫肩部,双上肢外展不大于 90°。

(三)俯卧位

1. 于胸骨柄下置厚垫,髂前上棘放置海绵垫,避免因压迫腹部和股静脉影响病人下肢静脉回流。

2. 二上肢屈曲前伸保持功能位,放在搁手板上,足背下置软枕,保持踝关节呈 90°。

3. 在行脑及颈部手术时,头置于头架上,注意头部支点应在额部及二颧骨外侧,防止眼球受伤。

4. 行胸腰椎融合术时,头部转向一侧并置软枕,注意病人呼吸情况,全麻病员应气管插管行辅助或控制呼吸。

(四)膀胱截石位

稍抬高臀部以减少出血,注意腓外侧神经受压。手术者不能靠在患者大腿上。

附录二

成人、儿童和婴儿关键基础生命支持的步骤

内容	建议		
	成人	儿童	婴儿
识别	无反应(所有年龄)		
	没有呼吸或不能正常呼吸(即仅仅是喘息)	不呼吸或仅仅是喘息	
	对于所有年龄,在 10s 内未扪及脉搏(仅限医务人员)		
心肺复苏程序	C－A－B		
按压速率	至少 100 次/min		
按压幅度	至少 5cm	至少 1/3 前后径,大约 5cm	至少 1/3 前后径,大约 4cm
胸廓回弹	保证每次按压后胸廓回弹,医务人员每 2min 交换一次按压职责		
按压中断	尽可能减少胸外按压的中断,尽可能将中断控制在 10s 以内		
气道	仰头提颏法(医务人员怀疑有外伤:推举下颌法)		
按压-通气比率(置入高级气道之前)	30:2,1 或 2 名施救者	30:2,单人施救者;15:2,2 名医务人员施救者	
通气:在施救者未经培训或经过培训但不熟练的情况下	单纯胸外按压		
使用高级气道通气(医务人员)	每 6～8s 一次呼吸(8～10 次/min)。与胸外按压不同步,大约每次呼吸 1s 时间,明显的胸廓隆起		
除颤	尽快连接并使用 AED。尽可能缩短电击前后的胸外按压中断;每次电击后立即从按压开始心肺复苏。		

注:摘自 2010 AHA CPR 和 ECC 指南摘要(中文版)。

附 录 三

中华人民共和国卫生部强制性卫生行业标准
WS329-2011 麻醉记录单

前 言

本标准中除第 4、5.1、5.2、6.3.8.2、6.3.8.4 为推荐性条款外，其余均为强制性条款。

本标准由卫生部医疗服务标准专业委员会提出。

本标准由中华人民共和国卫生部批准。

本标准按照 GB/T1.1 2009 给出的规则起草。

本标准起草单位：中国医学科学院北京协和医院、上海交通大学附属瑞金医院、四川大学华西医院、华中科技大学附属协和医院、中国人民解放军总医院、北京三博脑科医院、首都医科大学附属同仁医院、中南大学湘雅医院、中山大学附属第一医院、北京大学第一医院、中国医科大学附属第一医院。

本标准主要起草人：黄宇光、于布为、裴丽坚、刘进、姚尚龙、米卫东、王保国、李天佐、郭曲练、黄文起、王东信、王俊科、赵晶、王怡、王玲、徐仲煌、朱斌、朱波、龚亚红。

麻醉记录单

1 范围

本标准规定了建立麻醉记录的内容范围。

本标准适用于全国各级各类医疗卫生机构及其医务人员建立和使用麻醉记录。

2 规范性引用文件

下列文件对于本文件的应用是必不可少的。凡是注日期的引用文件，仅注日期的版本适用于本文件。凡是不注日期的引用文件，其最新版本（包括所有的修改单）适用于本文件。

GB3100 国际单位制及其应用（ISO 1000）

GB3101 有关量、单位和符号的一般原则（ISO 31-0）

GB3102 量和单位［ISO 31］

DA/T 11-1994 文件用纸耐久性测试法

DA/T 16-1995 档案字迹材料耐久性测试法

WS HRCO0.03 住院病案首页基本数据集

3 术语和定义

下列术语和定义适用于本文件。

3.1 病历(Medical Record)

医务人员在医疗活动过程中形成的文字、符号、图表、影像、切片等资料的总和,包括门(急)诊病历和住院病历。

3.2 麻醉记录(Anesthesia Record)

麻醉医师在麻醉实施中书写的麻醉经过及处理措施的记录。麻醉记录应当另页书写。

4 麻醉记录用纸耐久性的技术要求

麻醉记录用纸的技术要求宜符合 DA/T 11-1994 中对一般耐久纸的技术要求。

5 麻醉记录书写要求

5.1 宜使用蓝黑墨水、碳素墨水,需复写的病历资料可以使用蓝或黑色油水的圆珠笔。

5.2 书写麻醉记录用的墨水、圆珠笔用油墨和复写纸等字迹材料的耐久性宜符合 DA/T 16-1995。

5.3 应当使用中文简体,通用的外文缩写,无正式中文译名的症状、体征、疾病名称等可以使用外文。

5.4 麻醉记录书写应规范使用医学术语,文字工整,字迹清晰,表述准确,语句通顺,标点正确。

5.5 当手术超过 5h,单页麻醉记录不能满足要求时,须另附页书写。附页中的术前情况、手术方式、手术者、麻醉方式、麻醉者、器械护士、巡回护士等项目应填写完整。附页中的麻醉小结、麻醉期间并发症、特殊事件或突发情况及处理、离室信息只需记录一次。

5.6 麻醉记录书写过程中出现错字时,应当用双线划在错字上,保留原记录清楚、可辨,修改人签名。不得采用刮、粘、涂等方法掩盖或去除原来的字迹。

5.7 上级医务人员有审查修改下级医务人员书写的麻醉记录的责任。麻醉记录由相应麻醉医师签名。实习医务人员、试用期医务人员书写的麻醉记录,应当经过本医疗机构注册的医务人员审阅、修改并签名。进修麻醉医师由医疗机构根据其胜任本专业工作实际情况认定后书写麻醉记录。

5.8 打印的麻醉记录是指应用字处理软件编辑生成并打印的麻醉记录(如 Word 文档、WPS 文档等)。打印的麻醉记录应当按照本标准的内容要求录入并及时打印,由相应医务人员手写签名。医疗机构打印的麻醉记录应当统一纸张、字体、字号及排版格式。打印字迹应清楚易认,符合病历保存期限和复印的要求。打印的麻醉记录在编辑过程中应当按照权限要求进行修改,已完成录入打印并签名的麻醉记录不得修改。

5.9 电子病历中麻醉记录部分的内容要求同下文,其余关于电子的病历的管理及规范电子病历的使用等应符合卫生部关于印发《电子病历基本规范(试行)》的通知(卫医改发〔2010〕24 号)的有关规定。

6 麻醉记录内容要求

麻醉记录应客观、真实、准确、及时、完整、规范。内容应包括患者一般信息、术前情况、术中情况、离室信息。

6.1 患者一般信息

麻醉记录中患者的一般信息应包括姓名、性别、年龄、身高、体重、科别、病房、病历号、日期、页码。

6.1.1 姓名

麻醉记录中的患者姓名应与病历首页内容中的姓名一致。

6.1.2 性别

麻醉记录中的患者性别应与病历首页内容中的性别一致。

6.1.3　年龄

麻醉记录中的年龄:新生儿应精确到天;婴儿应精确到月;幼儿及学龄前儿童应精确到月,应以岁、月表示;此后均精确到周岁(满)。

示例:通过患者身份证,提示患者实际年龄为 36 岁 5 个月,记录为 36 岁。

6.1.4　身高

6.1.4.1　患者术前访视前最近一次测量的身高,单位应采用厘米表示,单位符号 cm。

6.1.4.2　无法测量身高者,宜用身长代替,单位应采用厘米表示,单位符号 cm。

6.1.5　体重

6.1.5.1　患者术前访视前最近一次测量的体重,单位应采用国际单位制质量单位千克表示,单位符号 kg。

6.1.5.2　无法测量体重者,应注明原因,例如:卧床等。

6.1.6　科别

患者术前所在科室。例如:血管外科。

6.1.7　病房

患者术前所在病房(包括病区),可不精确到床位号。例如:骨科三病房。

6.1.8　病历号

麻醉记录中的患者病历号应与病历首页内容中的病历号一致。

6.1.9　日期和时间

麻醉记录一律使用阿拉伯数字书写日期和时间,采用 24h 制记录。

6.1.10　页码

6.1.10.1　"第　页"标记的是本页麻醉记录所占该患者本次麻醉记录的页码数。

6.1.10.2　"共　页"标记的是该患者本次麻醉记录页码的总数。

注:多次麻醉的患者,每次麻醉均独立记录页码数。

6.2　术前情况

6.2.1　美国麻醉医师协会术前患者体格情况分级

麻醉记录中患者的一般情况应包括美国麻醉医师协会术前患者体格情况分级,简称 ASA 分级。

ASA 分级源于美国麻醉医师协会术前患者体格情况分级,本标准等同采用,见附录 A。

6.2.2　手术类型

麻醉记录中,应根据各医院规定准确记录是否为急诊手术:

(a)如果为急诊手术,应勾选急诊手术选项;

(b)非急诊手术,应一律勾选择期手术选项。

6.2.3　术前禁食

6.2.3.1　麻醉记录中应填写术前禁食情况。

6.2.3.2　新生儿、婴儿、幼儿及学龄前儿童,术前满足中华医学会麻醉学分会儿科麻醉学组制定的小儿术前禁食指南(2009)者应记录为"是",否则记录为"否"。因各种原因无法获得术前禁食情况者,均记录为"否"。

6.2.3.3　除上条之外的患者,术前满足美国麻醉医师制定的择期手术围术期禁食指南(1999)者应记录为"是",否则记录为"否"。因各种原因无法获得术前禁食情况者,均记录为"否"。本标准同步采用美国麻醉医师协会制定的择期手术围术期禁食指南(1999)。

6.2.4　麻醉前用药

6.2.4.1　记录术前麻醉用药名称、给药途径及剂量,若无术前麻醉用药,则记录为无。

6.2.4.2 药品名称应当使用中文通用名或通用的外文缩写。例如：芬太尼。

6.2.4.3 剂量单位符合 GB 3100 国际单位制及其应用。

6.2.5 术前特殊情况

麻醉记录中应简明扼要地列出与麻醉风险密切相关的术前异常情况，包括病史、体格检查、辅助检查等。

6.2.6 术前诊断

术前诊断应与手术同意书中的术前诊断一致。

6.2.7 拟施手术

拟施手术方式应与手术同意书中的手术方式一致。

6.2.8 手术体位

麻醉医师应据实填写手术体位，若术中手术体位有变化，也应记录。

6.3 术中情况

6.3.1 手术方式

手术方式可以与拟施手术方式不同。具体手术方式应由手术者口述，麻醉医师记录。

6.3.2 手术者

麻醉医师应根据实际情况真实记录参加手术的手术医师的姓名，顺序按照术者、第一助手、第二助手、第三助手等。

6.3.3 麻醉方式

麻醉方式是手术过程中实际实施的麻醉，具体方式应由麻醉医师书写。

6.3.4 麻醉者

麻醉医师应根据实际情况真实记录参加麻醉的麻醉医师的姓名，顺序按照主要麻醉者、第一助手、第二助手、第三助手等。

6.3.5 器械护士

麻醉医师应根据实际情况真实记录参加手术的器械护士的姓名。

6.3.6 巡回护士

麻醉医师应根据实际情况真实记录参加手术的巡回护士的姓名。

6.3.7 用药

6.3.7.1 应详细、准确记录术中规律、多次使用药物的剂量和给药途径。例如：2％利多卡因 5ml 经硬膜外注入。

6.3.7.2 连续泵入药物，持续吸入气体应记录起止时间、剂量（包括浓度）和给药途径。

6.3.7.3 药品名称应当使用中文通用名或通用的外文缩写。例如：芬太尼。

6.3.7.4 剂量单位符合 GB 3100 国际单位制及其应用。

注：单次、临时给药及诱导药物、特殊药物参见 6.3.10。

6.3.8 术中监测

术中监测项目内容，应符合中华医学会麻醉学分会制定的临床麻醉监测指南。所有麻醉医师在麻醉实施中均应记录中华医学会麻醉学分会制定的临床麻醉监测指南中规定的基本监测项目的数据，麻醉医师可根据患者的具体情况及各医疗机构的医疗条件综合判断选择除基本监护项目外扩展监护项目并记录相关数据。

6.3.8.1 氧合

6.3.8.1.1 吸入气氧浓度

6.3.8.1.1.1 每一例全身麻醉患者，均应持续记录吸入气氧浓度。

6.3.8.1.1.2 单位符合 GB 3100 国际单位制及其应用。

6.3.8.1.1.3　记录示例：——吸入氧浓度 50％——。

注："——"代表持续状态。

6.3.8.1.2　血液氧合

6.3.8.1.2.1　在所有麻醉方式下，均应持续记录定量评估氧合的数据，如脉搏氧饱和度。

6.3.8.1.2.2　可以直接记录数据，也可以用图示表示，应至少 15min 记录一次血液氧合的数据。

6.3.8.2　通气

6.3.8.2.1　需进行机械通气的病例

6.3.8.2.1.1　自置入气管导管、双腔支气管导管、喉罩以及其他特殊型通气管等进行通气后宜记录设定的呼吸参数，宜包括：潮气量、呼吸频率等，记录在纵坐标 0～30 范围内。

6.3.8.2.1.2　术中如果调整呼吸参数，宜在调整时重新记录呼吸参数。

6.3.8.2.1.3　宜连续监测呼出气二氧化碳浓度（如二氧化碳曲线图、二氧化碳测定法或质谱分析法），并记录数据，宜至少 30min 记录一次数据，除非因患者、手术或者设备等原因使监测无效。

6.3.8.2.1.4　呼吸频率用图示表示。

6.3.8.2.1.5　上述数据记录直至拔除气管导管、双腔支气管导管、喉罩以及其他特殊型通气管。

6.3.8.2.1.6　单位符合 GB 3100 国际单位制及其应用。

6.3.8.2.2　保留自主呼吸的病例

6.3.8.2.2.1　置入喉罩的病例，宜连续记录呼吸频率，宜连续监测呼气末二氧化碳并记录数据，宜至少 30min 记录一次数据，除非因患者、手术或者设备等原因使监测无效。

6.3.8.2.2.2　除置入喉罩外，其他保留自主呼吸的病例，宜连续记录呼吸频率，记录在纵坐标 0～30 范围内。

6.3.8.2.2.3　呼吸频率用图示表示。

6.3.8.3　循环

6.3.8.3.1　每例接受麻醉的患者从麻醉开始直到准备离开手术间均应连续监测心电图。

6.3.8.3.2　每例接受麻醉的患者都应至少每 5min 记录一次脉搏和血压。

6.3.8.3.3　应采用图示表示脉搏和血压。

6.3.8.4　扩展监测

麻醉医师可根据患者的具体情况及各医疗机构的医疗条件综合判断选择除基本监护项目外其他监护项目并记录相关数据。可以直接记录数据，也可以用图示表示。

6.3.9　术中静脉输液和输注血液制品

6.3.9.1　应详细、准确、真实记录术中静脉输注液体的名称、相应的输液量、输注时间。

6.3.9.2　静脉输液种类名称应当使用中文通用名或通用的外文缩写。

6.3.9.3　术中输血的患者应在"血型"处准确填写患者的血型。

6.3.9.4　应详细记录术中输注血液制品的种类、输注血液制品的 ABO 血型、相应的输注量、输注时间。宜记录输注血液制品的 Rh 血型。

6.3.9.5　若术中采用自体血回输情况应详细、准确、真实记录自体血种类，相应的输血量、输注时间。

6.3.10　标记及备注

6.3.10.1　在"标记"处应标记重要麻醉步骤、手术步骤、特殊用药。包含在图例中的，应采用图示标记；未包含在其中的，宜标记序号，逐次记为①、②、③……

6.3.10.2　在备注中详细、准确、真实记录重要麻醉和手术步骤的时间及过程,以及特殊用药,单次、临时给药及诱导药物。例如:诱导、摆放体位、手术切皮和拔除气管导管等。

6.3.10.3　麻醉医师可根据自己的判断选择重要麻醉和手术步骤进行记录。

6.3.11　麻醉小结

麻醉小结是对麻醉过程和术中管理的总结性描述。各种麻醉方法、麻醉技术、与麻醉相关的操作等分别按不同要求,逐项填写清楚。勾选项中未包括的内容,均应据实填写在备注中。

6.3.12　麻醉期间并发症、特殊事件或突发情况及处理

6.3.12.1　麻醉期间所有并发症、特殊事件或突发情况及处理均应详细、准确、真实记录。

6.3.12.2　因抢救患者,未能及时书写麻醉期间特殊事件或突发情况及处理,应当在抢救结束后 6h 内据实补记,并加以注明。内容包括病情变化情况、抢救时间及措施、参加抢救的医务人员姓名及专业技术职称等。

6.3.12.3　若麻醉期间未出现并发症、特殊事件或突发情况,应记录为:无特殊情况。

6.4　离室信息

患者离开手术间之前,应逐项填写离室信息。勾选项中未包括的内容,应据实填写在备注中。例如:持续泵入的血管活性药物、镇静药物、胰岛素等。

附录四

麻醉常用药物曾用名、现用名对照表

现用名	曾用名	现用名	曾用名
A		**H**	
间羟胺	阿拉明	氢麦角碱	海特琴
地西泮	安定	美芬丁胺	恢压敏
恩氟烷	安氟醚	二甲弗林	回苏灵
阿法罗定	安侬痛	异氟烷	活宁
B		琥珀胆碱	琥珀酰胆碱
地西泮	苯甲二氮䓬	**J**	
去氧肾上腺素	苯肾上腺素	甲氧明	甲氧胺
D		乙醇	酒精
苯妥英钠	大仑丁	**K**	
地氟烷	地氟醚	咖啡因	咖啡碱
丁卡因	地卡因	可的松	考的松
布比卡因	丁吡卡因	尼可刹米	可拉明
氯丙嗪	冬眠灵	**L**	
哌替啶	度冷丁	氯氮䓬	利眠宁
F		依他尼酸	利尿酸
异丙嗪	非那根	酚妥拉明	利其丁
地塞米松	氟美松	苯巴比妥	鲁米那
氟哌啶醇	氟哌醇	**M**	
氟哌利多	氟哌啶	麻黄碱	麻黄素
肾上腺素	副肾素	美西律	慢心律
G		去乙酰毛花苷	毛花强心丙
筒箭毒碱	管箭毒碱	毛花苷丙	毛花洋地黄苷

现用名	曾用名	现用名	曾用名
M		**S**	
贝美格	美解眠	利多卡因	赛罗卡因
亚甲蓝	美蓝	洛贝林	山梗菜碱
甲氧明	美速克新命	司可巴比妥	速可眠
甲氧氯普胺	灭吐灵	咪达唑仑	速眠安
咪达唑仑	咪唑安定	呋塞米	速尿
N		**X**	
普鲁卡因	奴佛卡因	氧化亚氮	笑气
P		普萘洛尔	心得安
氢化可的松	皮质醇	吲哚洛尔	心得静
氯苯那敏	扑尔敏	普罗帕酮	心律平
普鲁卡因胺	普鲁卡因酰胺	去氧肾上腺素	新福林
胰岛素	普通胰岛素	苯扎溴铵	新洁尔灭
Q		**Y**	
七氟烷	七氟醚	异氟烷	异氟醚
泼尼松	强的松	依托咪酯	乙咪酯
泼尼松龙	强的松龙		

附录五

与麻醉有关的常用医学规范名词对照表

规范化词	非规范化词	规范化词	非规范化词
A		肺梗死	肺梗塞
阿尔茨海默病	老年前期痴呆	放射性核素	同位素
艾滋病	爱滋病	**G**	
B		功能	机能
白细胞	白血球	高脂血症	高血脂症
鼻窦	鼻旁窦、副鼻窦	肝（脾）大	肝（脾）肿大
鼻出血	鼻衄	肝硬化	肝硬变
C		**H**	
侧支循环	侧枝循环	红细胞	红血球
磁共振	核磁共振	核糖体	核蛋白体
成人型呼吸窘迫综合征	成年人呼吸窘迫综合征	**J**	
D		机制	机理
低氧血症	低血氧症	胶原纤维	胶元纤维
癫痫	癫痫	甲状腺功能亢进	甲状腺机能亢进
胆总管	总胆管	晶状体	晶体
胆固醇	胆甾醇	禁忌证	禁忌症
单核、吞噬细胞系统	网状内皮系统	**K**	
E		咳痰	咯痰
耳廓	耳郭	抗生素	抗菌素
二尖瓣关闭不全	二尖瓣闭锁不全	抗感染治疗	抗炎治疗
F		抗结核	抗痨
法洛四联症	法乐四联症	**L**	
发绀	紫绀	冷冻切片	冰冻切片
反胃	返胃	啰音	罗音
肺源性	肺原性	磷脂酰胆碱	卵磷脂

规范化词	非规范化词	规范化词	非规范化词
L		**W**	
淋巴母细胞	原淋巴细胞	围生期	围产期
M		维生素 C 缺乏症	坏血病
马方综合征	马凡综合征	畏食	厌食
梅尼埃病	美尼尔病	畏光	羞明
弥散性血管内凝血	弥漫性血管内凝血	**X**	
N		心肌梗死	心肌梗塞
脑出血	脑溢血	心脏压塞	心脏填塞
脑卒中	中风	心脏停搏	心脏停止
脑梗死	脑梗塞	心前区导联	心前导联
脑桥	桥脑	心排出量	心输出量
内镜	内窥镜	心源性	心原性
P		血-脑脊液屏障	血脑屏障
帕金森病	震颤麻痹	血红蛋白	血色素
Q		血流动力学	血液动力学
期前收缩	过早搏动、早搏	血细胞比容	红细胞压积
S		**Y**	
适应证	适应症	医源性	医原性
肾衰竭	肾功能衰竭	药源性	药原性
食管	食道	癔症	癔病
失用性	废用性	原发性高血压	高血压病
嗜酸性粒细胞	嗜酸性白细胞	**Z**	
嗜碱性粒细胞	嗜碱性白细胞	综合征	综合症、症候群
T		中性粒细胞	嗜中性白细胞
糖原	糖元	自主神经	植物神经

附录六

与麻醉有关的英文名词缩写

$A\text{-}_A DCO_2$	动脉-肺泡 CO_2 分压差	Cco_2	总二氧化碳含量
$A\text{-}aDO_2$	肺泡-动脉氧分压差	CD	治疗剂量,有效剂量
AAV	顺应性辅助呼吸	CD_{50}	半数有效剂量
AB	实际碳酸氢盐	CEI	心脏工作指数
ABE	实际碱剩余	CF	心功能衰竭
ABG	动脉血气	CHB	完全性房室传导阻滞
AHD	后天性心脏病	CHD	先天性心脏病
AMV	辅助机械通气	CHF	慢性充血性心力衰竭
AP	动脉压	CI	心脏指数
ARDS	急性呼吸窘迫综合征	CLBBB	完全性左束支传导阻滞
ASB	辅助呼吸	cmH_2O	厘米水柱
AT	房性心动过速	$CMRO_2$	脑氧耗量
A-V block	房室传导阻滞	CMV	机械控制通气
AWR	气道阻力	CO	心输出量
BA	支气管哮喘	$CO_2\text{-}CP$	二氧化碳结合力
BE	碱剩余	CPAP	持续气道正压
BH	身高	CPB	心肺转流,体外循环
BP	血压	CPPB,CPPV	持续正压通气
BSA	体表面积	CSEA	椎管内复合麻醉
BW	体重	CSF	脑脊液
CaO_2	动脉血氧含量	CSO	每秒心输出量
$CaCO_2$	动脉血二氧化碳含量	CVP	中心静脉压
$C_{(a-v)}O_2$	动-静脉血氧含量差	DCG	动态心电图
A/C	辅助/控制通气	DIC	弥散性血管内凝血
CBF	脑血流量	DP	舒张压
CCF	慢性心功能衰竭	EA	硬膜外阻滞

附录六：与麻醉有关的英文名词缩写

缩写	中文	缩写	中文
ECBV	有效循环血容量	NO	一氧化氮
ECG	心电图	Osm	渗透压克分子
ED_{50}	半数有效量	P_{50}	动脉血氧饱和度50％时的氧分压
EEG	脑电图	P_ACO_2	肺泡二氧化碳分压
E/I	呼气/吸气时间比率	$PaCO_2$	动脉二氧化碳分压
EMG	肌电图	PaO_2	动脉血氧分压
EPAP	呼气气道正压	PAWP	肺动脉楔压
$ETCO_2$	呼气末二氧化碳	PCA	病人自控镇痛
FEV	用力呼气流量	PCIA	病人静脉自控镇痛
$FEF_{25\%\sim75\%}$	最大呼气中段流率	PCWP	肺毛细血管楔压
FET	用力呼气时间	PEEP	呼气末正压
GITT	葡萄糖耐受试验	SA	蛛网膜下腔阻滞
HFJV	高频喷射通气	SaO_2	动脉氧饱和度
HFPPV	高频正压通气	SB	标准碳酸氢盐
HMO	心脏每分输出量	SHS	仰卧位低血压综合征
HR	心率	SIMV	同步间歇指令通气
ICU	重症监测治疗病房	SIPPV	同步间歇正压通气
IMV	间歇指令通气	SP	收缩压
IPPV	间歇正压通气	SpO_2	经皮脉搏氧饱和度
LD_{50}	半数致死量	SSS	病态窦房结综合征
LMA	喉罩通气道	SvO_2	静脉血氧饱和度
MABP(MAP)	平均动脉血压	SVI	每搏量指数
MAC	肺泡气最低有效浓度	SvO_2	混合静脉血氧饱和度
mmHg	毫米汞柱	TIVA	全凭静脉麻醉
MMV	分钟指令通气	$TcPO_2$	经皮氧分压
MO	心脏每分输出量	$tcPCO_2$	经皮二氧化碳分压
MSOF	多系统器官功能衰竭	UCG	超声心动图
N_2	氮气	VO_2	耗氧量
N_2O	氧化亚氮	V_T	潮气量
NLA	神经安定镇痛术		

附录七

常用单位及换算

m	米
$cm(10^{-2}m)$	厘米
$mm(10^{-3}m)$	毫米
$\mu m(10^{-6}m)$	微米
$nm(10^{-9}m)$	纳[诺]米
$\mathring{A}(10^{-10}m)$	埃
kg	千克(公斤)
g	克
$mg(10^{-3}g)$	毫克
$\mu g(10^{-6}g)$	微克
$ng(10^{-9}g)$	毫微克
m^3	立方米
$L,l(10^{-3}m^3)$	升
$dl(0.1L=10^{-4}m^3)$	分升
$mL,ml(1cm^3=10^{-6}m^3)$	毫升
$\mu l(1mm^3=10^{-9}m^3)$	微升
$Pa(1N/m^2)$	帕斯卡(=1牛顿/米),帕
$kPa(1000Pa=7.5mmHg)$	千帕
$lbf/in^2(6.8976kPa)$	磅力/英寸(6.8976千帕)
$mmH_2O(9.80665Pa=0.07353mmHg)$	毫米水柱
$cmH_2O(98.0665Pa=0.7353mmHg)$	厘米水柱
$mmHg(133.322Pa=0.133322kPa)$	毫米汞柱
mol	克分子
mmol	毫克分子
mEq	毫当量
mOsm	毫渗量

主要参考文献

[1] 张苏展,柳子明.临床麻醉管理与技术规范.杭州:浙江大学出版社,2003.

[2] Miller R D, Eriksson L I, Fleisher L A, et al. Miller's Anesthesia(7th ed). London：Churchill Livingstone, 2009.

[3] 盛卓人,王俊科.实用临床麻醉学(第4版).北京:科学出版社,2009.

[4] 庄心良,曾因明,陈伯銮.现代麻醉学(第3版).北京:人民卫生出版社,2004.

[5] Dunn P F 主编,于泳浩主译.麻省总医院临床麻醉手册(第7版).天津:天津科技翻译出版公司,2009.

[6] Lepouse C, Lautner C A, Liu L, et al. Emergence delirium in adults in the post-anaesthesia care unit. *Br J Anaesth*, 2006,96:747－753.

[7] Smetana G W. Postoperative pulmonary complications：an update on risk assessment and reduction. *Cleve Clin J Med*, 2009,76(Suppl4):S60－S65.

[8] 中华医学会麻醉学分会.手术后恶心呕吐(PONV)防治快捷指南,2012.

[9] 王英伟,连庆泉.小儿麻醉学进展.上海:世界图书出版公司,2011.

[10] Ramamoorthy C, Haberkern C M, Bhananker S M, et al. Anesthesia-related cardiac arrest in children with heart disease：Data from the Pediatric Perioperative Cardiac Arrest (POCA) Registry. *Anesth Analg*,2010.

[11] 中华医学会麻醉学分会儿科麻醉学组.小儿术前禁食指南,2009.

[12] 中华医学会麻醉学分会儿科麻醉学组.小儿围术期液体和输血管理指南,2009.

[13] 中华医学会麻醉学分会儿科麻醉学组.小儿麻醉气道和呼吸管理指南,2009.

[14] 岳云,吴新民,罗爱伦主译.摩根临床麻醉学(第4版).北京:人民卫生出版社,2009:79－99.

[15] 范志毅,主译.麻醉学.北京:科学出版社,2010:683－714.

[16] 邓小明,曾因明,主译.米勒麻醉学(第7版).北京:北京大学医学出版社,2011.

[17] 中华医学会麻醉学分会专家组.困难气道管理专家意见,2009.

[18] 田鸣,左明章,李天佐,等主译.BENUMOF 气道管理学(第2版).北京:人民卫生出版社,2009:563－778.

[19] Popat M T. Difficult Airway Management. Oxford ：Oxford University Press,2009.

[20] 郭曲练,姚尚龙.临床麻醉学(第3版).北京:人民卫生出版社,2011:10－33.

[21] 吴在德,吴肇汉.外科学(第7版).北京:人民卫生出版社,2008:27－67.

[22] 吴新明.麻醉学高级教程.北京:人民军医出版社,2009:476－505.

[23] 曾因明,邓小明.危重病医学(第2版).北京:人民卫生出版社,2006:152－162.

［24］佘守章,岳云.临床监测学.北京:人民卫生出版社,2005:833－839.

［25］桂小平.日本疼痛门诊的发展与现状.国外医学麻醉学与复苏分册,1992,13(6):367－368.

［26］顾恩华,杨津林,李素钧.如何建设疼痛门诊.疼痛学杂志,1996,4(2):96－97.

［27］王景阳.疼痛门诊今后的发展.实用疼痛学杂志,2005,1(4):195.

［28］中华医学会麻醉学分会.成人术后疼痛处理专家共识.临床麻醉学杂志,2010,6(3):190－196.

［29］叶伟光,王天龙等.术后镇痛管理模式的应用探讨.北京医学,2011,33(8):665－667.

［30］章明,祝胜美.临床麻醉和疼痛治疗解剖学.杭州:浙江大学出版社,2008.

［31］田兆嵩,何子毅,刘仁强.临床输血质量管理指南.北京:科学出版社,2011:159－211.

［32］邓硕曾,刘进.血液保护与输血安全.四川:四川科学技术出版社,2007:273－280.

［33］Simon J S, Alan T T. Plasma transfusion and use of albumin. //Simon TL, Snyder EL, Solheim BG, et al. Rossis Principles of Transfusion Medicine. Chichester, Wiley-Blackwell, 2009:604.

［34］Carson J L, Noveck H, Berlin JA, et al. Mortality and morbidity in patients with very low postoperative Hb levels who decline blood transfusion. *Transfusion*, 2002, 42(7): 812－818.

［35］Vamvakas E C, Blajchman MA. Transfusion-related mortality: the ongoing risks of allogeneic blood transfusion and the available strategies for their prevention. *Blood*, 2009, 113(15): 3406－3417.

［36］Adias T C, Jeremiah Z, Uko E, et al. Autologous blood transfusion—a review. *S Afr J Surg*, 2006, 44(3): 114－116, 118.

［37］Cardone D, Klein A A. Perioperative blood conservation. *Eur J Anaesthesiol*, 2009, 26(9): 722－729.

图书在版编目(CIP)数据

临床麻醉管理与技术规范 / 严敏主编. —2 版.
—杭州：浙江大学出版社，2015.2(2018.11 重印)
ISBN 978-7-308-14383-7

Ⅰ.①临⋯ Ⅱ.①严⋯ Ⅲ.①麻醉学－规范
Ⅳ.①R614－65

中国版本图书馆 CIP 数据核字（2015）第 022918 号

临床麻醉管理与技术规范(第二版)

严 敏 主 编

责任编辑	徐素君
封面设计	黄晓意
出版发行	浙江大学出版社
	（杭州市天目山路 148 号　邮政编码 310007）
	（网址：http://www.zjupress.com）
排　　版	杭州中大图文设计有限公司
印　　刷	浙江印刷集团有限公司
开　　本	889mm×1194mm　1/16
印　　张	13.5
字　　数	390 千
版 印 次	2015 年 2 月第 2 版　2018 年 11 月第 5 次印刷
书　　号	ISBN 978-7-308-14383-7
定　　价	50.00 元